기적의 요리사가
알려주는
암으로 죽지 않는 식사

がんで余命ゼロと言われた私の死なない食事 (神尾哲男著)
GAN DE YOMEI ZERO TO IWARETA WATASHI NO SHINANAI SHOKUJI

Copyright ⓒ 2017 by KAMIO TETSUO
Original Japanese edition published by Gentosha, Inc., Tokyo, Japan
Korean edition is published by arrangement with Gentosha, Inc.
through Discover 21 Inc., Tokyo and SHINWON AGENCY CO., Seoul

Korean translation rights ⓒ 2017 by The Korea Economic Daily &
Business Publications, Inc.

이 책의 한국어판 저작권은 신원에이전시를 통한 저작권자와의 독점 계약으로
한국경제신문 (주)한경BP에 있습니다.
저작권법에 의해 한국어판의 저작권 보호를 받는 서적이므로
무단 전재와 복제를 금합니다.

기적의 요리사가 알려주는

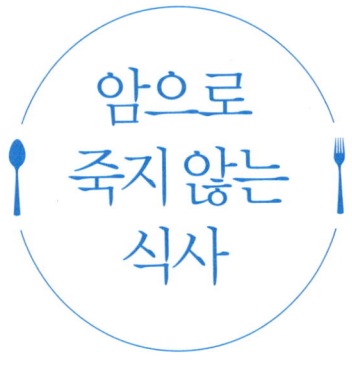

암으로 죽지 않는 식사

가미오 데쓰오 지음 ― 장은주 옮김

한국경제신문

시작하며

나는 14년간 음식의 힘으로 말기암(척추와 쇄골과 서혜부 림프관에 전이된 전립선암)의 진행을 억제했다.

본업은 프랑스 음식을 요리하는 셰프다. 의사가 "살아 있다는 게 도저히 믿기지 않는다"며 놀라워했을 만큼, 말기암을 선고받고도 오래 살았기 때문에 '기적의 요리사'라고도 불린다.

내일 죽어도 이상하지 않다는 말기암의 몸으로 오래 살았으니 분명 기적이라 할 만하다. 나는 나의 생명을 의사에게 맡기거나 다른 사람에게 의지하지 않았다.

병원에서 더 이상 방법이 없다고 한다면 스스로 뭐든 해야겠다고 나섰다.

내가 의지했던 것은 살아가는 에너지의 원천인 '음식'이 지닌 힘이었다.

사람의 몸은 그 사람이 먹는 음식으로 이루어져 있으며 대부분의 세포는 각각 일정한 기간마다 신진대사를 반복하고 있다.

그렇다면 식생활을 철저히 개선하여 몸속 암세포의 기세를 꺾는 한편, 건강한 다른 세포에는 힘을 불어 넣어 생명을 연장할 수도 있지 않을까.

생명의 '리셋'에 도전해보자. 그런 생각이 들었다.

요리사인 만큼 식재료나 영양 등의 지식은 일반인보다 풍부하다.

내 몸을 실험 대상으로, 몸에 좋은 것과 나쁜 것을 선별하는 식재료 선택을 수없이 반복하고 조리법을 궁리하면서 몸 상태가 안정되는 식생활을 끊임없이 모색했다.

그런 식으로 내가 날마다 실천해왔던 것을 이 책에서 아낌없이 전한다.

물론 나는 의사도 아니고 학자도 아니다. 어디까지나 요리사로서의 관점이자 방식이다.

하지만 암에 걸리기 이전부터 머리 전체가 백발이었는데, 언제부터인가 검은머리가 하나둘씩 나더니 제법 수북해진 것은 더없이 반가운 반응 중 하나였다.

오랫동안 단골로 다니는 미용실에서도 머리를 자르면서 단순히 색만 검은 게 아니라고 말했다.

"세상에, 가미오 씨. 이 머리카락 좀 보세요. 엄청 탱탱하고 힘이 있어요. 암을 안 지 몇 년이 지났죠? 대단해요!" 하며 감탄했다.

손발톱도 이전보다 빨리 자라고 있다. '얼마 전에 잘랐는데 벌써?' 하고 스스로 놀랄 정도다.

몸속에서 분명 어떠한 변화가 일어나고 있다. 나쁜 쪽으로 가고 있지는 않구나 싶었다.

좌서혜부 림프관으로 전이한 암은 림프액을 함유한 채 찐빵 같은 형태로 부풀어 있지만, 달리 나쁜 영향은 끼치지 않고 그 자리에 잠자코 있을 뿐이다.

또 다른 전이 부분인 척추도 세 군데나 암 세포가 침범하여 진행된 상태임에도 지팡이도 짚지 않고 평소대로 걸을 수 있다.

혹시나 더 이상 치료법이 없는 암환자 분이 계시다면 아무쪼록 나의 방식을 따라 해보기 바란다.

그리고 건강한 분들에게 한마디.

설령 현재 몸이 무탈하더라도 평균 수명까지 생존 시 2명 중 1명이 암에 걸리는 요즘 시대에 암이 얼씬도 못하게 하는 생활방식은 필수다.

이 책은 나의 몸을 리셋하기 위해 실천한 것들의 기록임과 동시에 미약하나마 세상에서 암을 줄이고 싶은 나의 간절함도 담았다.

그런 만큼 건강한 분들도 지금 당장 실행에 옮길 수 있는 것들을 한 줄이라도 더 읽어주신다면 더없이 기쁘겠다.

더불어 이 책에서 암에 걸리지 않는 식생활의 힌트

를 많이 발견할 수 있게 되기를 바란다. 그렇게 된다면 적어도 암에 걸리는 시기를 뒤로 늦출 수는 있지 않을까 생각한다.

  이 책을 통해 암환자들은 조언을 얻고, 건강한 분들이라면 한 사람이라도 더 암을 피해 가는 데 도움이 되었으면 좋겠다. 그렇게 된다면 하루하루 말기암과 진지하게 마주해온 나의 날들에 대한 큰 보상이 되리라 생각한다.

암으로 죽지않는 식사 ──────────────── 차례

시작하며 5

1장
병원아 안녕. 내 몸은 내가 지킨다

- '살아 있는 것이 불가사의'라 했던 말기암 선고 17
- 술, 담배, 폭식의 독에 빠져 살던 생활을 반성하다 20
- 수술, 호르몬 약 투여. 하지만 차도는 없었다 23
- 일시적인 항암제를 거부하다 26
- 나는 요리사. 그렇다! 음식으로 병을 고치자 29
- 일식은 전혀 입에 대지 않았던 시절 32
- 암이 없었던 옛날의 식사가 답이다 35

2장
암은 음식으로 억제할 수 있다

- 음식을 바꾸면 몸이 바뀐다 41
- 몸이 필요로 하는 음식을 섭취한다 44
- 암을 음식으로 억제하기 위해 알아야 할 것들 48
  ① 그 지역에서 채취한 제철 식품을 섭취한다 49
  ② 식품은 껍질째 통째로 먹는다 51
  ③ 몸을 따뜻하게 하는 양성식품을 적극적으로 섭취한다 52
  ④ 편중된 식습관은 피하고, 균형 있는 '잡식'을 한다 54
  ⑤ 생명력이 강한 채소를 섭취한다 56
  ⑥ 동물성 단백질은 원기의 원천이다 61
  ⑦ 식품첨가물은 섭취하지 않는다 63

3장
암을 멀리하려면 조미료부터 바꾼다

- 조미료는 양질의 '진짜'를 사용한다 73
- 작은 차이가 생명을 지킨다 75
- '진짜' 조미료를 구별한다 78
- 대용량은 사지 않는다 81
- 진짜 조미료 섭취를 위한 종류별 조언 83

[소금] 염화나트륨 95% 이상의 소금은 피하고, 천연소금을 섭취한다 83

[간장] 원재료에 '탈지대두'가 있는 간장은 사용하지 않는다 85

[된장] 천연의 '생된장'을 고른다 88

[식용유] 식용유 선택이 건강의 열쇠를 쥐고 있다 92

[설탕] 정제된 설탕은 최강의 독이다 97

[미림] 설탕 대신 사용한다 100

[식초] 시간을 들여 발효시킨 것을 구입한다 103

4장
내가 깨달은 암으로 죽지 않는 식사법

- 주식은 현미가 최고 111
- 염소와 트리할로메탄을 제거한 수돗물을 사용한다 116
- 요리의 기본이 되는 '만능 맛조미료'와 '맛국물'을 만든다 119
- 채소류는 '가리비 껍데기'로 세정한다 123
- 생선과 고기는 조리 전에 소금으로 문질러 불순물을 제거한다 126
- 식품을 가능한 양성으로 바꾸어 조리한다 131
- 우유, 유제품은 섭취하지 않는다 136
- 식물성 유산균을 섭취한다 139
- 아몬드는 우수한 영양식품 145
- 조리법을 연구하여 식품첨가물을 피한다 149
- 식품의 품목 수에 연연하지 않는다 153

- 칼로리를 신경 쓰지 않는 대신 GI지수를 중시한다 156
- 건강보조식품은 필요 없다 163

5장
암을 계속 억누르고 있는 내가 매일 하고 있는 것

- 몸을 차게 하지 않는다 169
- 몸을 항상 약알칼리성으로 유지한다 176
- 1일 2식 180
- 위의 60%만 채운다 183
- 단 것은 입에 대지 않는다 186
- 의식적으로 심호흡에 신경 쓴다 188

6장
암을 증오하지 않는 마음이 생명을 연장한다

- 암세포는 적이 아니다 195
- 타인에게 생명을 맡기지 않는다 199
- 마이너스 100을 마이너스 70으로 203

맺으며 206

이렇게 되도록 어떻게 살아 있었을까요?

1장

병원아 안녕, 내 몸은 내가 지킨다

'살아 있는 것이 불가사의' 라 했던 말기암 선고

요리는 대부분 서서 한다. 허리와 다리 등 몸의 어딘가가 아프거나 뻐근한 것은 늘 있는 일이다. 그래서 왼쪽 쇄골 부근에 통증이 느껴졌을 때도 '어제 무거운 걸 들었나 보다' 정도로밖에 생각하지 않았다.

그러던 어느 날, 가게에서 일하던 중에 갑자기 허리에 격렬한 통증이 덮쳐왔다. 대부분 요통은 몸의 방향이나 동작을 바꾸면 조금 나아지기 마련인데, 그때만큼은 아무리 동작을 바꿔 봐도 통증이 잦아들지 않아 참을 수가 없었다. 결국 구급차로 병원에 실려 가게 되었다. 2003년, 51세 초여름의 일이었다.

진찰 결과, 전립선암 4기 말기 판정을 받았다.

전립선암의 지표가 되는 전립선특이항원PSA 검사를 했더니 혈액검사 수치가 1520ng/ml로 나왔다.

기준치가 4ng/ml이기 때문에 나 스스로도 말이 안 되는 수치라는 것을 알았다.

전립선암은 진행하면 뼈로 전이하는 경향이 있다고 하여 뼈 스캔bone scan이라는 검사도 받았다. 이 검사는 특수한 방사성물질을 주사하여 체내에서 방출되는 방사선을 파악하여 화상화한 것이다. 전이가 된 뼈는 검게 비치는데, 나는 척추 세 군데와 좌쇄골, 좌서혜부 림프관이 눈에 띄게 검게 비치고 있었다.

의사는 "이렇게 되도록 어떻게 살아 있었을까요? 벌써 사망했어도 전혀 이상할 게 없어요" 하며 놀라워했다. 시한부 몇 개월 정도의 차원이 아니라고 했다.

전립선암은 '조용한 살인자silent killer'라 불리며 초기 증상이 거의 없는 것이 특징이다. 하지만 돌이켜보면 암을 발견하기 1년 정도 전부터 다리 부종과 요통이 예전보다 훨씬 심했던 것 같다. 쇄골에 뼈근함을 느꼈던 것도 암이 전이했기 때문일 것이다. 한 가지 더 짚이는 것은 5년 정도 전부터 소변 끊김이 좋지 않았던 것이다. 이상하다 생각하면서도 남자는 나이를 먹으면 소변 끊김이 나빠진다는 말을 들었던 터라 '나도 나이를 먹었구나' 하고 멋대로 해석했다. 전조 증상은 있었던 것이다.

그렇지만 당시는 점장으로서 레스토랑을 꾸려 나가느라 눈코 뜰 새 없을 때라서 몸에 신경 쓸 여력이 없었다.

게다가 원래 유독 병원을 싫어하고 의사를 싫어했다.

건강관리나 건강검진 같은 것에는 전혀 관심이 없었을 뿐더러 "아프다", "피곤하다", "눕고 싶다" 같은 말은 정신력이니 근성이 없는 사람들이나 하는 말이라고 생각했다. 그래서 스스로 힘을 내자며 주문을 걸듯이 힘을 내며 지냈다. 조기에 암을 발견했을 가능성은 애초부터 없었다고 본다.

술, 담배, 폭식의 독에 빠져 살던 생활을 반성하다

암에 걸린 사실을 알게 된 대부분의 사람들은 '도대체 왜 내가 암에 걸렸지?' 하며 분노하고 탄식하지만 나의 경우는 달랐다.

물론 암 선고에 놀랐고 충격을 받았다. 어쨌든 여러 군데에 전이된 말기암이라고 하니까. 하지만 나는 '왜 내가 암에 걸렸을까?' 하는 생각은 하지 않았다. 짚이는 게 많았기 때문이다.

젊은 시절부터 술을 많이 마셔왔던 것, 줄담배를 피워왔던 것, 정크푸드를 워낙 좋아해서 줄곧 먹어왔던 것, 밤중에 폭음과 폭식을 일삼아왔던 것, 밤샘 후 자기 전에 마구 먹어댔던 것 등, 예를 들자면 끝이 없거니와 술도 위스키의 경우 얼음도 섞지 않고 스트레이트로 마셨다. 더구나 안주도 없이 말이다. 담배는 눈 뜨자마자 피우기 시작하여 하루 한 갑을 피워댔다. 난폭하기 짝이 없는 생활이었다.

초보 요리사 시절에는 점심시간도 없는 것이나 마찬가지여서 가게 뒤에 딸린 외부 철제 계단에 앉아 주방에서 주는 카레라이스를 몇 분 만에 허겁지겁 먹어치우는 일도 다반사였다. 몸을 혹사시켰던 날들이 적지 않았다.

또한, 단 것을 좋아해서 당기는 대로 마구 먹었다.

튀김과자는 앉은 자리에서 한 봉지를, 양갱도 하나를 통째로 김밥처럼 꾸역꾸역 밀어 넣었다. 판초콜릿도 한 번에 3판은 너끈히 해치웠는데, 특히 두꺼운 판초콜릿을 망치로 두드려 조각내어 먹는 '조각 초콜릿'을 굉장히 좋아했다.

한밤중에 눈이 떠졌는데 초콜릿이 너무 먹고 싶어, 해롱해롱한 상태로 냉장고까지 기어가 보관해둔 초콜릿 조각을 마구 삼키고는 바로 이불을 뒤집어쓴 채 자다가 탈이 난 적도 있다. 너무 큰 덩어리를 삼키는 바람에 녹는데 시간이 걸려 목이 막혔다는 웃지 못할 이야기다.

카페에서 사람들과 이야기할 때도 각설탕을 뽀드득뽀드득 부셔 먹을 정도였으니 내가 섭취했던 단 것은 아마 두려울 만큼 엄청난 양이었을 것이다.

먹는 것뿐만이 아니다. 요식업계에 몸담고 있으면서 남에게 말 못할 고충이나 스트레스도 있었다. 차라리 차에 뛰어들까 생각했던 적도 여러 번이었다. 스트레스가 면역력을 저하시킨다는 것을 알고 있어도 제대로 컨트롤하기란 좀처럼 쉽지 않았다.

한두 가지가 아니라 모든 것이 암의 원인이었다. 전혀 건강을 돌보지 않고 사회의 독에 푹 빠져 살아왔던 생활 전체가 암과 직결됐던 것이다.

수술, 호르몬 약 투여. 하지만 차도는 없었다

4기 말기암인 사실을 알고 당연하지만 즉시 입원하여 수술하게 되었다.

전립선암은 남성호르몬(주로 테스토스테론)의 자극에 의해 증식하므로, 남성호르몬을 만들어내는 곳을 적출해야 한다. 즉 고환을 전부 들어내는 것이다.

동요가 없었다고는 할 수 없다. 하지만 생명과의 맞바꿈이다. '그래, 이게 최선이야!' 하고 스스로에게 아낌없는 위로를 보냈다.

마지막 몸부림으로 담당의사에게 수술 전날만큼은

아내와 함께 집에서 묵고 싶다고 부탁했다. 아내와는 애틋한 석별의 정을 나눴다.

다음날 기력이 쇠한 몸으로 수술을 받았고 수술 자체는 성공했다. 뼈로 전이된 암은 방사선 치료를 실시했다. 남성호르몬의 작용을 더욱 억제하기 위해 여성호르몬 약도 병행하여 사용했다.

더 이상 병원이 싫다느니 의사가 싫다느니 하는 말을 할 처지가 아니다.

당시의 나는 병에 관한 지식이 전혀 없던 터라 지푸라기라도 잡는 심정으로 의사의 말과 병원의 지시라면 뭐든 따랐다.

하지만 호르몬 약에 따른 치료 효과가 미미했기 때문에 의사의 권유대로 약을 바꿨다. 새로운 약은 강한 약, 더 강한 약으로 약의 강도가 점점 높아지고 있음을 의미했다.

그러는 동안 현기증, 식욕부진, 발열 등의 부작용에 시달렸다. 어디가 내 몸이고 어디가 내 몸이 아닌지 모를 불쾌감에 괴로워했다. 여성호르몬 약을 먹어 여성들이 겪는 갱년기 장애를 겪었다. 가슴이 여자 가슴처럼 부풀어 병문안 온 친구들이 안쓰러워할 정도였다.

어쩔 수 없다. 이런 것들을 견뎌내지 못하면 회복도 불가능하다. 그렇게 마음먹고 계속 약을 복용했는데, 어느 순간 '뭔가 이상한 기분'이 내 안에 스멀스멀 피어올랐다.

약을 먹으면 수치는 안정되고 부작용도 완화하지만 약을 먹지 않으면 바로 증상이 악화한다.

약을 먹으면 괜찮다가 먹지 않으면 나빠지는 증상이 끝없이 되풀이된다.

'약이란 무엇인가? 대체 언제까지 계속 먹어야 하는가?'라는 의문이 저절로 솟구쳤다.

마침내 강한 약도 듣지 않게 되자, 담당의사가 "더 이상의 약은 없습니다. 다음은 항암제입니다."라고 항암 치료를 권하는 단계에 이르렀다.

일시적인 항암제를
거부하다

병원에 실려 갔을 당시 전립선암의 종양표지자(종양마커) 검사의 PSA수치는 1520ng/ml였다. 입원 중에도 점점 올라가 척추로 전이되어 증상이 심해졌을 때는 한때 8200ng/ml까지도 갔었다.

보통 PSA 수치가 10ng/ml를 넘으면 거의 암이 확실하고, 경험상 1800ng/ml가 되면 환자는 죽어 있다고 담당의사는 말했다. 나의 경우는 놀라움을 떠나 도통 원인을 모르겠다며 고개를 갸웃거렸다.

하지만 나는 아직 살아 있다.

담당의사는 나에게 항암제 치료를 권했고 나는 그 담당의사와 또 다른 한 의사로부터 항암제에 관한 설명을 들었다.

0.1그램에 7만 엔이나 하는 비싼 가격도 놀라웠지만, 그보다 내가 궁금했던 것은 '항암제를 사용하면 차도가 있는가?'라는 그 한 가지였다.

나의 박력에 움츠러든 담당의사는 혼잣말처럼 중얼거렸다.

"1개월이 2개월이 되는 정도입니다."

사실상 "남은 것은 항암제밖에 없다"는 말을 들은 나는 바로 책과 인터넷을 샅샅이 뒤져 항암제에 관해 조사했다. 그렇게 하여 알게 된 사실은 항암제는 '유전자 합성 저해제'이며 암을 치료하는 약이 아니라는 것이다. 즉 몸속 모든 세포(암세포도 정상이 세포도)의 유전자 합성을 저해하는 약제인 것이다.

그래서야 몸이 좋아질 리 없다는 생각이 들었다.

"어떻게 하시겠습니까? 항암제 치료를 받겠습니까,

받지 않겠습니까?"

항암제의 효과에 대해 끊임없이 질문을 하는 나로 인해 약간은 초조해진 두 의사가 최종 판단을 요구해 왔다.

"하지 않겠습니다."

내가 내린 결론이었다.

그러자 서류를 건네더니 서명을 하라고 했다.

병원 측은 설명을 다 했으니 죽어도 모른다, 책임지지 않겠다는 것이다.

재빨리 서명 날인을 하고 나는 병원과 결별했다.

나는 요리사. 그렇다!
음식으로 병을 고치자

병원에서 암을 치료하는 길이라고 제시한 방법을 거부했다. 잡고 있던 지푸라기에서 손을 뗀 것이다.

하지만 그리 초조하거나 불안하지는 않았다.

이렇게 된 이상 스스로 뭔가를 하는 수밖에 없다. 나의 생명은 내가 지킨다!

패기만큼은 하늘을 찔렀다. 하지만 구체적으로 어떻게 해야 할까.

고민하던 때에 무슨 이유에서인지 들판의 초목에 눈이 멎었다.

초목도 인간도 같은 지구상의 생명이다. '인간은 저 들판의 초목과 어떠한 차이가 있을까?' 하는 의문이 들었다.

내 몸이 죽느냐 사느냐의 기로에 있던 상황이었기에 사고가 철학적이 되어 있었던 것일지도 모른다.

초목은 씨앗에서 싹을 틔운 그 땅에서, 흙으로부터 필요한 영양분을 과부족 없이 흡수하면서 한 자리에서 살아간다. 심플하고도 당당하게.

거기까지 생각이 이르자 '잠깐, 내가 오랫동안 해왔던 일이 무엇이었더라?' 하는 의문이 머리를 스쳤다.

그것은 요리이자 '음식'이다.

음식은 생명의 근원.

그래, 원점으로 되돌아가자.

나는 요리사다. 그렇다면 '음식'에서 길을 찾아보자.

의학적인 치료를 거부한 이상 약 등의 불필요한 힘은 빌리지 않고, 자연 그대로인 '음식'의 힘과 에너지에 의지하여 살아가자.

허약한 몸이 얼마나 따라줄지 모르겠지만 인간의 몸이 본래 필요로 하는 영양만 단순하게 추구하자. 적어도 세포가 기뻐할 만한 식생활을 하면 분명 몸은 좋아질 것이다. 막연하지만 그런 기분이 들었다.

이때부터 나는 나의 몸을 '실험대'에 올리고 '음식'이라는 수단으로 살기 위한 시도를 하게 되었다.

그 시도를 위한 첫걸음이 새로운 레스토랑의 오픈이었다. 엄선한 식재료로 조리한 음식을 내가 직접 섭취하여 좋고 나쁜지를 규명하는 실험을 위한 주방이었다.

또한, 몸에 좋은 요리를 손님에게 제공하고, 그러한 제공을 통해 나의 존재 가치를 스스로 인정하기 위해서도 그러한 장소가 필요했다.

일식은 전혀 입에 대지
않았던 시절

몸이 정말로 원하고 바라는 것, 그것을 과부족 없이 섭취하는 것이 건강해지는 길이다. 그런 믿음으로 다시 '음식'과 진지하게 마주한 나였지만, 처음에는 어디서부터 시작해야 할지 몰라 막막했다.

하지만 병원의 호르몬 약을 복용하던 때에 들었던 의료관계자의 한마디가 문득 떠오르면서 큰 힌트를 얻을 수 있었다.

앞서 말했듯이 호르몬 약을 몇 차례나 바꾸어도 나의 몸은 별다른 차도가 없었다. 그 당시 한 호르몬 약에 관해 이런 말을 들었다.

"이 약은 일본인 전립선암 환자의 80%, 아니 90%가 효과를 보고 있는데 어째서 가미오 씨만은 듣지 않을까요. 일본인인데."

내가 약이 듣지 않는 몇 안 되는 사람이었던 모양이다. '역시 난 마이너리티구나!'라는 생각이 들었다. 언제나 다수보다는 소수에 속하던 나이지만, 곰곰이 생각하니 짐작 가는 게 있었다.

그때까지 나는 다른 일본인에 비해 일식을 거의 먹지 않고 있었다.

프랑스 문학에 심취해 있던 형의 영향도 있고, 프랑스 요리 셰프를 목표로 했던 나는 요리 공부를 시작하던 무렵부터 줄곧 육류를 중심으로 한 이른바 서구식 식사에 치우쳐 있었다. 쌀밥은 거의 입에 대지 않았다. 물론 된장국도.

요리의 기본은 간단하게 말하면 밥과 어울리는 '반찬'을 만드는 것이다. 그에 비해 프랑스 요리는 육류,

생선, 채소, 수프 등 각각의 맛이 독립된 일품요리다. 따라서 프랑스 요리를 배우는 일본인은 혀가 '반찬의 혀'가 될 것을 우려하여 초보 시절부터 일절 밥을 입에 대지 않는 것이 통례다.

직업병이라 할 만한 이러한 서구식 식생활을 오랜 기간 계속해왔던 나의 몸은 피도 살도 분명 프랑스인처럼 되어 있었을 것이다.

호르몬 약이 왜 듣지 않았는지에 대한 의학적인 근거는 잘 모르겠지만, 일본인임에도 프랑스인의 식사를 계속 해왔던 그 '일그러짐'을 깨닫게 해준 것만은 틀림없다.

암이 없었던 옛날의 식사가 답이다

식물은 싹을 틔운 자리에서 필요한 영양분을 흡수하면서 쑥쑥 자란다. 인간도 태어난 땅의 식재료로 만든 음식을 먹으며 살아가는 것이 가장 자연스럽고 자연의 섭리에도 들어맞는다. 그것이야말로 인간이라면 누구나 가지고 있는 자연적인 면역력을 높이는 길이 아닐까 생각했다.

일본인임에도 일식을 전혀 입에 대지 않았던 오랜 세월이 내 몸에 상당한 부담을 가하고 있었던 것은 아닐까.

인간의 몸은 섬세한 부품 하나도 헛됨이 없는 정밀한 기계다. 고장 없이 움직이려면 최적의 엔진오일이 필요하다. 나의 몸은 미묘하게 다른 오일이 주입되어 암이라는 고장을 일으킨 것인지도 모른다(물론 그 외에 전혀 건강을 돌보지 않은 탓도 있지만).

목에 힘주고 프랑스, 프랑스라고 거들먹거려봤자 역시 나는 일본인이다. 먼 유럽에 있는 나라의 음식이 내 몸에 맞을 리가 없다.

'음식'으로 암에서 벗어나 새 생명의 활로를 찾고자 했던 나는 통렬히 반성했다. 열쇠는 일식에 있음을 나 스스로 인정할 수밖에 없었다.

그렇게 하여 나는 일식 중에서도 이른바 옛날 일식에 관심을 갖게 되었다.

왜냐하면 적어도 내가 알고 있는 50여 년 전의 일본에서는, 주위에서 암이라는 병에 걸린 사람의 이야기를 별로 듣지 못했던 것 같기 때문이다. 50~60명 중에 겨우 1명이 있을까 말까였다. 암 검진의 보급 덕

분에 작은 암도 용이하게 발견하게 된 원인도 있지만, 해를 거듭할수록 암환자는 꾸준히 증가하여 최근에는 평균 수명까지 생존 시 일본인 2명 중 1명이 암에 걸리고, 3명 중 1명은 암으로 사망한다고 한다.

왜 이렇게 일본에서 암이 급격히 증가하게 되었을까.

만일 음식의 변화가 이 같은 사태를 일으킨 것이라면 암이 적었던 옛날의 일본인이 먹었던 음식은 지금과 무엇이 어떻게 다를까.

그러한 의문의 제기가 '음식'으로 암을 고치는 방법을 모색하는 데 기본이 되었다.

먹는 음식을 바꾸면 몸이 바뀌지 않을까.

2장

암은 음식으로 억제할 수 있다

음식을 바꾸면
몸이 바뀐다

나의 몸은 내가 먹는 음식으로 이루어져 있다.

그렇다면 먹는 음식을 바꾸면 몸이 바뀌지 않을까.

정말 몸에 좋은 음식을 섭취하면 나쁜 혈액도 좋은 혈액으로 바뀌고, 좋은 혈액이 순환하면 면역력과 자연치유력이 상승하여 지금 내 몸에 자리 잡고 있는 암세포에도 분명 바람직한 작용을 해주지 않을까.

말기암인 나에게 남겨진 시간이 얼마 정도인지는 모르겠지만, 한시라도 빨리 좋은 피가 몸속 구석구석까지 흘러주기를 빌면서 나는 옛날 일본인의 식사를 재점검하는 데 착수했다.

그렇게 하여 깨달은 것은 발효식품인 된장, 간장, 미림, 식초, 천일염, 가쓰오부시, 다시마, 말린 표고, 그리고 신선하고 다채로운 해산물과 산나물을 기본으로 한 '쌀, 된장국, 채소 반찬' 등의 메뉴다. 바다에 둘러싸여 풍부한 자연이 넘쳐나는 일본 땅에서 일본인이 대대로 먹어온 몸에 잘 받는 건강식이다.

창피한 이야기지만, 나는 옛날 일식의 장점에 착안했을 즈음에야 비로소 그때껏 마시지 않았던 녹차를 마셨다. 진하고 그윽한 맛이 입안에 퍼져 신선한 느낌이 들었다.

나는 수십 년이나 쌀과 된장과 간장이 일절 존재하지 않는 주방에 몸담아 왔다. 그만큼 일식과는 인연이 없는 몸이었다. 이 같은 건강한 전통식을 계속 섭취해 왔더라면 오늘날과 같이 암 걱정을 하면서 살지는 않았을 거란 생각이 떠나지 않았다.

그리고 학교 급식에 우유가 공급되기 시작한 것을

필두로 버터나 치즈 같은 유제품이 보급되고 육식이 인기를 끌면서 음식의 서구화가 급격히 진행된 점과도 관련이 있을 것이다.

또한 경제 성장과 더불어 일본인의 식생활에 이른바 '화학적인 것'이 밀어닥치게 된 점도 간과할 수 없다.

농약이나 화학비료 범벅인 채소와 곡물, 수확 후에 수송하기 쉽도록 방부제 처리를 한 포스트하비스트 postharvest 과일, 유전자조작 식품, 식품첨가물 범벅인 대부분의 일용 식품 등이다. 예를 들면, 슈퍼의 반찬, 편의점 도시락, 라면, 스낵 과자, 청량음료, 패스트푸드 같은 것이다. 이 외에도 살균 소독한 수돗물 등 너무 많아서 그 수를 셀 수 없을 정도다.

그 중에서도 식품첨가물의 섭취는 인간의 면역력을 저하시킨다고 알려져 있다. 맛이나 가격을 우선으로 생각하면서 우리의 몸은 서서히 좀 먹고 있었던 것은 아닐까.

나는 그렇게밖에 생각할 수 없었다.

몸이 필요로 하는
음식을 섭취한다

"마크로비오틱 레스토랑으로 가게 되었습니다."
마침 그 무렵, 이전에 같은 가게에서 일했던 후배 셰프가 가게를 옮기게 되었다며 나를 찾아왔다.

마크로비오틱이 일본에 막 도입된 때인지라 나는 마크로비오틱이라는 이름은 들은 적이 있어도 자세하게는 알지 못했다. 후배에게 이런저런 질문을 했다. 후배의 꼼꼼하고도 성의 있는 설명에 나의 마음이 강하게 끌렸다.

마크로비오틱 식사법의 주식은 현미다. 부식으로

는 그 토지에서 수확한 제철 채소나 콩, 해조류 등이다. 거기에 국을 더한다. 쉽게 말하면, 영양의 균형을 고려하여 식단을 짠 '현미 채식법'으로 건강과 미용에 뛰어난 효과를 나타낸다고 한다.

자신이 사는 토지에서 채취한 제철 음식을 먹으면 건강해진다는 '신토불이身土不二', 하나의 음식을 통째로 먹는 '일물전체一物全體', 인간이든 음식이든 모든 물체가 갖추고 있는 음과 양의 성질을 현명하게 살리는 '음양陰陽'이 기본이다.

마크로비오틱의 기본이 되는 이 세 가지 사고방식도 단번에 내 마음을 사로잡았다.

관련 책도 여러 권 나와 있다고 했다. 미용 효과는 접어두고, 옛날 전통식과 어딘가 통하는 부분이 있어 보여 나는 바로 책을 구입하여 이 마크로비오틱을 실천해보기로 했다.

나에게는 시간적 여유가 없다. 좋다고 느낀 것은 즉시 직접 시도해봐야만 했다.

마크로비오틱 식사법은 약 2년간 계속했다. 그 결과 대사가 좋아지고 체내가 정화되어, 음식 맛의 차이를 잘 알게 되었다. 화학조미료나 식품첨가물에는 특히 민감해져 혀에 올린 순간의 느낌은 물론, 구내염이나 더부룩함을 일으키는 등의 명백한 거부 반응을 나타내게 되었다.

나라는 인간은 역시 자연의 일부라는 생각이 새삼 듦과 동시에, 체내에 품고 있는 암도 나쁜 쪽으로는 가고 있지 않다고 느꼈다.

하지만 마크로비오틱은 양질의 식물성 단백질 섭취가 중심이고, 그 바탕에는 동물성 단백질의 섭취를 삼가고 있다. 이 점에 관해서는 어떻게 할지 고민했던 것도 사실이다.

그 증거로 나의 몸이 조금씩 이상을 초래하기 시작했다. 한마디로 말하면 기력이 없다고 해야 하나, 힘이 나지 않았다. 암을 막는 힘이 약해져서는 큰일이다. 육류나 생선, 달걀 등의 동물성 단백질이나 지방의 섭취는 몸을 유지하는 데 중요한 요소다.

원래 일본인은 옛날부터 생선 등의 동물성 단백질을 섭취하고 있었다. '음식'에서 가장 중요한 것은 영양의 균형이 아닐까. 그 점을 몸소 실감하며 마크로비오틱의 완벽한 실천은 2년 정도 지난 무렵 그만두게 되었다.

하지만 퇴원 후에 마크로비오틱을 실천했던 것은 지금 생각해도 정말 잘한 일이었다. (아마도) 끈적끈적 정체되어 있던 그때까지의 나의 혈류가 일단은 맑고 깨끗해져 술술 흐르는 그런 기분이 들었다.

그러한 기반 위에 그 후로 나 나름대로 고안한 식이요법을 거듭 쌓아가면서 말기암 선고 후 컨디션을 유지하고 흔히 말하는 생존 기간을 넘길 수 있었다.

암을 음식으로 억제하기 위해 알아야 할 것들

"가미오 씨는 암의 활동을 막기 위해 어떤 특별한 식사법을 하고 있나요?"라는 질문을 자주 받지만, 특별한 식재료를 사용하지도, 특별한 것을 하지도 않는다.

굳이 들자면 마크로비오틱의 다양한 장점과 옛날 일본의 식사법 이 두 가지를 어우른 잡식이 나 나름의 '암을 억제하는 식사'라고 할 수 있겠다. 실제로 말기 진단을 받았던 암이 잠잠해진 사실만 보더라도 무언가 효과는 나오고 있다고 생각한다.

인간 본연의 제대로 된 식사를 하는 것이 면역력이

나 자연치유력을 바로잡는 길이라 믿고 뭐든 먹고 시도해보았다. 다른 사람이 좋다고 해도 나 스스로 납득이 되지 않으면 안 되기 때문에 몸의 소리를 들으면서 식재료를 음미하고 조리법을 궁리했다.

지금까지 실천해온 나의 구체적인 식사법에 관해서는 이후의 장에서 상세하게 설명하겠지만, 그러한 식사를 하면서 내가 유의하고 있는 사항 7가지 정도를 먼저 소개하겠다.

① 그 지역에서 채취한 제철 식품을 섭취한다

인간은 자신이 사는 지역에서 채취한 먹을거리가 가장 몸에 좋다고 한다. 이른바 '지산지소地山地消'인데 내가 가장 좋아하는 사고방식이다.

건강해지려면 제 땅에서 난 먹을거리라야 체질에 잘 맞는다는 '신토불이'의 사고방식과도 통한다. 이는 "몸身과 환경土은 둘이 아니라 하나다不二." 즉 몸과 환경은 밀접한 관계에 있다는 의미다. 환경과 몸이 잘 어우러지는 음식을 섭취하면 인간은 자연에 반하지 않고 건강하게 살아갈 수 있다는 관점에 전적으로 동의한다.

식물은 설령 태풍이 불어닥치더라도 뿌리 때문에 도망칠 수 없다. 흔들려도 견뎌내면서 그 자리에서 오래도록 뿌리내리고 살아간다. 그에 비해 식물과 마찬가지로 자연의 일부인 인간에게는 다리도 있고 돈도 있다. 먼 곳의 음식을 먹을 수 있고 돈으로 비싼 음식도 살 수 있다. 수입도 할 수 있고 비행기를 타고 미식 여행을 떠날 수도 있다. 지금은 계절에 관계없이 전 세계 음식을 언제든 원하는 때에 먹을 수 있다. 하지만 이렇듯 환경을 무시한 식생활로는 당연히 몸에 무리를 줄 수밖에 없다.

일본인이라면 일본의 토양에서, 가능하면 살고 있는 지역에서 채취한 먹을거리가 최적의 자양분이다.

따라서 일 년 내내 토마토를 먹으려고 하는 것은 좋지 않다. 겨울에는 토마토 대신 다른 겨울 먹을거리(채소라면 배추, 쑥갓, 콜리플라워 등)를 즐긴다.

한창 철을 맞은 채소나 생선 같은 지역 산물의 힘은 자연치유력을 높인다.

② 식품은 껍질째 통째로 먹는다

"하나의 식재료를 통째로 먹는다." 이 같은 '일물전체'는 옛 어르신들의 가르침이기도 했다.

채소의 경우는 껍질도 뿌리도 심도 씨앗도 조리법을 궁리하여 가능한 다 먹으려 한다. 그런 부분에는 영양분이 꽉 들어차 있고 식이섬유도 풍부하다. 몸의 면역력을 높이는 성분도 많은 만큼 적극적으로 섭취해야 한다. 예를 들면, 연근의 마디, 현미의 쌀겨 부분 등이다.

무를 갈 때도 물론 껍질째 간다. 강판을 사용할 때는 아주 천천히 간다. 껍질과 속살 사이에 있는 디아스타제diastase라는 우수한 소화효소를 제대로 얻기 위함이다. 무청도 절이거나 된장국에 넣는다. 양배추 심도 버리지 않고 얇게 저며 된장국에 넣거나 찜이나 볶음에 사용하면 좋다.

통째로 섭취한다는 것은 하나로 통합되어 있는 영양분을 섭취하는 것이므로 영양의 균형이 매우 뛰어나다. 어떤 부분은 먹고 어떤 부분은 먹지 않는다면 그 식품이 가진 영양의 힘을 효율적으로 흡수할 수 없다.

생선도 마찬가지로 머리부터 꼬리까지 한 마리를 통째로 먹는 것이 기본이다. 정어리, 전갱이 같이 작은 등 푸른 생선이 좋다. 큰 참치나 연어의 지방이 촘촘한 뱃살처럼 맛있고 인기 있는 부분만 골라 먹는다면 강력한 생명의 힘을 얻을 수 없다.

③ 몸을 따뜻하게 하는 양성식품을 적극적으로 섭취한다

나의 식사법의 요점은, 한마디로 '생명력이 강한' 식품을 최대한 체내에 섭취하는 것이다.

그 생명력으로 나의 정상세포들을 활기차게 만들

어 본디 사람에게 (즉 나에게도) 갖춰져 있는 자연치유력을 최대한 끌어올리는 데 있다.

'지산지소'로 지역의 신선한 식품을 구하는 것도 그를 위한 것이며 '일물전체'를 실천하는 것도 식품이 가진 에너지를 고스란히 흡수하기 위함이다.

여기에 나는 '음양'의 사고방식을 더하고 있다. 인간도 음식도 삼라만상 모든 것에 상반된 두 가지 성질인 음과 양이 존재한다는 것은 이전에 마크로비오틱에 관심을 가졌을 때 책 등에서 배웠다.

그 중에서 암환자로서, 음성식품은 몸을 차갑게 한다는 점에 주목했다. 왜냐하면 '저체온(냉증)'은 '저산소', '고당질'과 나란히 암세포를 증식시키는 3대 요소이기 때문이다.

음성의 성질을 지닌 식품의 예를 들면, 식물성으로는 더운 지역에서 자란 것, 여름에 채취한 것, 설탕, 식품첨가물이 든 가공품, 매운 것 등이다.

한편 양성식품은 동물성 식품, 추운 지역에서 자란

것, 겨울에 채취한 것, 근채류, 쓴 것 등이다.

몸을 따뜻하게 하려면 양성식품을 적극적으로 섭취하도록 유의해야 하지만, 음성식품군에 들어 있더라도 식물성 식품은 조리법에 따라 양성으로 바꿀 수 있다(4장을 참고하기 바란다).

④ 편중된 식습관은 피하고, 균형 있는 '잡식'을 한다

'식습관' 개선을 계획하던 중에 식재료 그 자체의 영양가에 점점 초점을 두고 있는 나 자신을 깨달았다.

이전까지는 아무래도 셰프인지라 식재료를 보면 이건 프랑스 요리의 어떤 메뉴에 좋겠다, 중국 요리의 어디에 어울리겠다, 퓨전요리라면, 일본요리라면, 하는 식으로 요리 그 자체에 중점을 두고 있었다.

하지만 나는 달라졌다.

모든 것을 차치하고 전혀 새로운 마음으로 식품 자체에만 단순히 마주하게 되었다. 이 식품의 영양을 고스란히 흡수하려면 어떻게 해야 할까, 요리할 때 제일 먼저 그 생각을 하게 되었다.

발등에 불이 떨어진 상태이므로, 그러다 보면 좋아지겠지 하고 느긋하게 기다리고 있을 여유가 없었다. '음식'에 생명을 맡기고 있다. 생명을 건 하루하루이기에 입에 침이 고이고 눈앞에 아른거릴 만큼 뭔가가 먹고 싶다는 말 따위를 하고 있을 여유가 없었다.

아프리카의 야생동물은 눈앞에 먹이(가 되는 동물)를 발견했을 때만 주린 배를 채울 수 있는데, 이때 먹이를 쓰러뜨린 후 어디를 가장 먼저 덮칠까. 바로 배다. 내장을 먼저 노리는 것이다. 자신의 생명을 유지하는 데 필요한 영양이나 비타민을 그곳에서 직접 흡수할 수 있기 때문이다.

마치 그런 느낌이다. 나의 몸이 필요로 하는 영양을 어떻게 최대한 효율적으로 섭취할 수 있을까가 가장 중요한 테마였다. 그러려면 먹는 것을 가려서는 안 된다. 영양이 뛰어난 다양한 식품을 균형 있게 섭취하는 것이 중요하다.

내가 말하는 '잡식'이란 그런 의미다.

⑤ 생명력이 강한 채소를 섭취한다

반세기 정도 전의 사람들이 끼니때마다 섭취했던 채소와 지금 유통되는 채소는 놀랄 만큼 다르다. 그 사실을 알고 있는가.

생명력이 넘치던 예전의 채소에 비해 요즘 채소는 생명력이 약하기 짝이 없다. 겉보기에는 아름답고 모양도 반듯하지만, 맛이나 향이 약하고 영양적으로도 빈약하기 이를 데 없다.

요즘 채소의 대부분을 차지하는 것은 'F1종'이라 불리는 품종으로 '어떤 품종과 다른 품종을 교배하여 인공적으로 만들어낸 1대' 채소들이다.

왜 그런 공산품 같은 재배 방식을 취할까? 채소란 본디 흙에 씨앗을 뿌리고 키워서 수확한 후 다시 그 씨앗을 심고 키워서 수확해야 한다. 하지만 경제 성장과 더불어 각 방면에서 이익과 효율을 우선시하면서 농산물에도 그 여파가 밀어닥쳤기 때문이다.

지금까지의 채소 재배법에서는 성장 속도가 제각각이거나, 모양이 가지런하지 않거나, 크기가 들쑥날쑥하기 쉬웠다. 출하하기에는 상품성이 부족한 단점들이 F1종으로 멋지게 해결되었다.

예를 들면, 오이는 길이가 같고 구부러지지 않도록 미리 유전자를 만들고 '계획'대로 획일화된 오이가 만들어진다. 같은 크기의 상자에 10개라면 10개씩 가지런히 줄지을 수 있게 되었다. 똑같은 방식으로 두 갈래 무도, 큼지막하고 못생긴 호박도 차례차례 자취를 감추어 갔다.

크기와 형태의 균일화는 운송 효율을 상승시키고, 육성 속도의 균일화는 계획적 생산을 추진할 수 있게 되었다. 무엇보다도 보기에 좋은 채소를 찾는 소비자의 요구에도 부응할 수 있기 때문에 F1종 채소는 눈 깜짝할 사이 일본 국내로 퍼졌던 것이다.

하지만 자연의 이치에 반한 이 F1종 채소에는 중대

한 난점이 있다.

F1종은 화학비료의 사용을 전제로 한 품종이라는 것이다. 인공적인 조작으로 만들어진 품종이기 때문에 생명체로서의 힘이 약하고 화학비료를 대량으로 주지 않으면 자라지 않는다. 또한 잡초나 벌레의 발생을 막기 위해 제초용이나 살충용 농약도 대량으로 살포하게 된다.

문제는 그 뿐만이 아니다. F1종을 키우는 화학비료가 빈번하게 투입되면 흙 속에 초산태질소라는 물질이 과하게 머물게 되고 F1종 채소가 그것을 고스란히 흡수한다. 당연히 그 채소를 먹는 인간의 체내에도 초산태질소가 들어올 위험이 크다. 초산태질소는 체내에 들어오면 아초산태질소라는 유해물질로 변화하고 계속해서 단백질과 반응함으로써 니트로소아민이라는 성분이 생긴다. 그리고 이 성분은 강력한 발암작용을 한다.

개량품종인 F1종은 씨앗을 심어서 한 번 수확을 하

면 그것으로 끝이다. 같은 밭에 다른 F1종을 심어 다시 한 번뿐인 수확을 반복하는 것이 현실이다. 토양이 점점 화학비료 범벅이 되어 가는 것을 생각하면 등골이 서늘해진다.

사실 '음식'으로 몸을 되살리려는 나에게 있어 채소는 최대의 고민거리다.

나의 식사법은 '생명력이 강한 식품에서 힘을 얻는 것'이다. 대지의 에너지를 흡수하여 자란 채소야말로 그 중심에 있다. 따라서 지금껏 말해온 배경을 가진 F1종을 섭취한다면, 그건 말도 안 되는 이야기다.

하지만 줄었다고는 해도 이른바 재래종(전통적인 농법으로 키운 품종) 재배 농가가 전혀 없는 것은 아니다. 볼품은 없어도 채소 본연의 힘을 지닌 생명력 있는 채소를 재배하고자 하는 사람들이 아직 전국에 있다 재래종 씨앗을 제대로 된 곳에 보관하고 있는 것이다.

옛날 씨앗으로 키운 생명력 강한 채소를 열심히 찾은 결과, 다행히 집 가까이에서 재배 농가를 찾아내어 지금은 그런 곳에서 채소를 구입하고 있다.

재래종 채소를 매주 혹은 월 몇 회 계약으로 보내주는 인터넷 통신판매도 있으니, 근처에서 재래종 채소를 찾을 수 없는 분은 반드시 그런 경로를 활용해보기 바란다.

F1종의 질은 해마다 저하되고 있어 최근에는 썩는 대신 녹기 시작했다고 한다. 주방 구석에 오래 방치해두면 '진짜' 채소는 점점 수분을 잃어 버석버석해져 마르고 줄어든다. 그런데 F1종의 경우는 내부에 과하게 머문 초산태질소를 어떻게든 희석하려고 수분을 상당히 많이 보존하고 있다. 그렇기 때문에 수분 팽창 상태가 되어 부풀었다가 결국 질퍽질퍽해진다.

채소는 우리 주변에 항상 당연하다는 듯 존재하고 있고, 그것이 어떤 방식으로 키워지는지에 대해서는 진지하게 생각하는 사람이 별로 없을 것이다. 하지만 친숙한 것일수록 그 선택에는 신중을 기해야 한다. 구입하는 일이 조금은 번거롭더라도 가능한 한 청정한

'진짜' 채소를 섭취하도록 한다.

⑥ 동물성 단백질은 원기의 원천이다

단백질에는 '식물성 단백질'과 '동물성 단백질'이 있다. 현미 채식에 주력하는 사람들은 동물성 단백질의 섭취를 피하지만, 나는 육류도, 생선도, 달걀도 섭취한다.

우리 몸의 20%는 단백질로 이루어져 있어, 단백질이 부족하면 면역력이 저하하고 노화도 빨라진다. 그렇다면 식물성 단백질만 계속 섭취하고 동물성 단백질을 섭취하지 않으면 어떻게 될까. 나는 그 '차이'를 나의 몸으로 직접 체험해보았다. 그 결과, 역시 동물성 단백질은 빠트려서는 안 된다는 결론에 이르렀다.

앞서 말했듯이 병원에서의 암 치료를 거부하고, 바로 우연한 기회에 미크로비오틱을 만나 현미 채식을 중심으로 동물성 단백질을 섭취하지 않는 식사법을 완벽하게 실천해보았다.

하지만 2년 정도 지난 무렵부터 몸에 힘이 생기지

않는 듯한 느낌을 받았다. 도저히 힘이 나지 않고 기력이 떨어졌다. 이래서는 안 되겠다, 이대로 가면 얼마 남지 않은 기력도 사라지겠다 싶어 계속해왔던 마크로비오틱을 그만두었다.

마크로비오틱이 나쁘다는 것이 아니다. 찌꺼기가 머물러 있었을 몸이 산뜻하게 정화된 것은 확실하다. 미각도 또렷해졌다. 하지만 나에게는 체력, 기력과 함께 암을 이겨낼 수 있는 강한 힘이 필요했다.

동물성 단백질을 조금씩 섭취하기 시작하면서 드디어 몸이 생기를 되찾은 듯했다. 식물성 단백질보다도 동물성 단백질이 몸에 잘 흡수된다고 영양학적으로도 증명됐다.

동물성 단백질을 섭취할 때는 되도록 양질의 것을 엄선했다. 예를 들면 닭 가슴살이다. 넓적다리살은 지방이 너무 많아 좋지 않다. 양고기는 건강에 좋은 고기이므로 섭취했다. 양의 지방은 녹는점이 높아 인간의 체온으로는 잘 녹지 않는다. 따라서 몸에 흡수되지 않고 배출되기 때문에 몸에 부담을 주지 않아 다이어트에도 최적이라 할 수 있다. 닭고기든 양고기든 소금과 후추로 구워 레몬즙만 뿌려도 충분히 맛있다. 물론 돼지나 소도 조리법을 궁리하면서 가끔 식탁에 올리곤 한다. 돼지고기는 특히 비타민B군을 많이 함유하고 있다.

생선의 경우는 되도록 크기가 작은 등 푸른 생선을 먹는다. '일물전체'로 머리도 뼈도 내장도 먹을 수 있다. 요리사의 경험으로, 이른바 고급 생선인 광어나 도미 등은 미식가의 입맛은 채워도 영양적으로는 전갱이나 정어리 등에 미치지 못한다. 그 외에 칼슘이 풍부한 작은 뱅어 같은 생선도 병을 앓고 있는 몸에 원기를 준다.

⑦ 식품첨가물은 섭취하지 않는다

현재 일본에서 허용하는 식품첨가물은 1,500여 종이다. 그것만으로도 놀랄 만한 수지만 식품첨가물은 식품이 아니라는 점을 제대로 인식해야만 한다.

식품의 제조나 가공을 돕거나, 외양을 좋게 하거나, 먹음직스러운 색과 향을 입히거나, 바로 썩는 것을 방지하기 위한 감미료, 착색료, 보존료, 살균제, 발색제, 표백제, 유화제, 광택제, 증점제, 산화방지제, 방부제 등은 판매자의 편의를 우선한 물질이라고 하면 지나친 말일까.

이러한 식품첨가물은 '지정첨가물(454품목)'과 '기존첨가물(365품목)'로 크게 나눌 수 있는데, 특히 '지정첨가물'은 주의를 요한다. 일본 후생노동성은 '지정첨가물'의 내용물은 '자연계에 존재하지 않는 합성물질'과 '자연계에 존재하는 성분을 모방하여 인공적으로 합성한 화학물질'의 두 종류가 있다고 하는데, 간단히 말하면 일부를 제외하고는 '성분을 알 수 없는 화학물질'이다.

두려운 것은 이러한 화학성분의 첨가물이 우리 몸에 다양한 악영향을 끼칠 수밖에 없다는 점이다. 물론 어떤 식품첨가물이든 모두 나라로부터 안전 허가를 받은 것들이다. 그러나 그 안전성은 생쥐 등의 동물실험에 따른 것이지 실제로 인간의 세포나 유전자로 시험한 것이 아니다.

'동물 실험에서 괜찮았으니 아마 인간도 괜찮겠지' 하는 유추로 허가를 내리고 있다. 게다가 한 가지 식품에는 복수의 첨가물이 함유되어 있는 경우가 대부분이다. 두 가지 (혹은 그 이상) 식품첨가물을 혼합했을 때 어떠한 반응이 일어날지는 알지 못한다.

이미 꽤 오래전부터 다양한 첨가물이 발암성과 내장의 기능 저하 위험성을 의심받고 알레르기의 원인으로 주목받아 왔다.

예를 들면, 우리가 식품 표기에서 흔히 볼 수 있는 합성착색료인 타르색소, 햄이나 명란의 발색제로 사용되는 아초산나트륨(K), 인공감미료인 아스파탐, 수크랄로스, 아세설팜칼륨(K) 등이다. 이러한 성분들은 발암성이 의심되고 있다.

타르색소는 내장 장애나 알레르기의 원인으로, 아스파탐은 뇌종양이나 백혈병과 관계가 깊으며, 수크랄로스와 아세설팜칼륨(K)은 간과 위에 악영향을 끼쳐 면역력 장애를 일으킬 위험도 있다고 한다.

또한, 첨가물 범벅인 식품을 섭취하면 장내 세균 수가 급격히 줄어들고 장내 세균이 하는 유익한 작용이 약해진다는 것도 명백해졌다. 이는 곧 면역력의 저하를 의미한다.

식품첨가물은 그 정도로 위험하다.

그래서 나는 그것들을 섭취하지 않으려고 있는 힘껏 노력하고 있다.

몸의 회복을 위해 힘을 쏟아야 할 몸에는 첨가물이 많은 가공식품은 되도록 섭취하지 않고 신선한 식재료를 심플한 조리법으로 먹는 것이 가장 좋다. 그리고 그러한 식사법을 계속 실천하면 어쩌다 들어온 첨가물에 혀나 몸이 민감하게 반응하여 구내염이나 더부룩함 등으로 신호를 보낸다. 내가 마크로비오틱을 실천할 당시부터 아내도 나와 거의 같은 식사를 하고 있었는데, 흥미롭게도 아내가 첨가물에 대한 반응이 강하여 구내염이나 두통, 졸음을 호소하기도 했다.

이 같은 거부 반응은 식품첨가물이 인간의 몸에 얼마나 좋지 않고 불필요한 것인지를 보여주는 단적인 증거가 아닐까.

그 외에 아직 인간에게 끼치는 영향이 불명확한 '유전자조작 작물'이나 '포스트하비스트'의 염려가 있는 수입 식재료 등도 피하고 있다.

불안한 식품으로부터 몸을 지키려면 사고자 하는 식품의 뒷면에 붙어 있는 식품 표기 라벨을 잘 보고 확인해야 한다(원칙적으로 식품첨가물 표기는 법률상 의무다). 어려운 물질명이 나와도 최소한 다음과 같은 점을 기억해두면 도움이 될 것이다.

- **표기 순서:** 처음에는 원재료명을, 그 후에 식품첨가물의 물질명을 표기하는 것이 원칙이다. 기본적으로 각각 사용량이 많은 순

서대로 나열되어 있다.

- **용도와 물질명을 병행하여 표기**: 이 경우는 전체적으로 독성이 높은 것이 많다. '발색제(아초산Na)', '보존료(솔빈산K)', '산화방지제(아황산염)' 등이다.

- **일괄 표기**: 같은 용도의 물질이 여럿 있으면 물질명은 생략하고 용도만 쓰면 된다고 되어 있다. 예를 들면, 조미료로서 구연산과 유산이 함유되어 있을 때는 '산미료' 라고만 표기한다. 일괄적이기 때문에 사용 물질이 겉으로 드러나지 않아 실제 위험성이 불분명한 것이 맹점이다. '용도명' 만 쓰여 있다면 두 가지 이상의 물질이 함유되어 있다고 이해하면 된다.

- **이월(캐리오버 carry-over)**: 원재료 그 자체에 함유된 첨가물은 표기가 면제된다. 예를 들면, 시판 중인 한 '소스' 의 경우에는 원재료명에 '간장, 물엿, 양조식초……(생략)' 라고 표기되어 있다. 하지만 그 '간장' 에 보존료가 함유되어 있는지 상세한 것은 전혀 알 수 없다.

암을 음식으로 억제하려면 알아야 할 7가지 마음가짐

1. 그 지역에서 채취한 제철 식품을 섭취한다.
2. 식재료는 껍질째 통째로 먹는다.
3. 몸을 따뜻하게 하는 양성식품을 적극적으로 섭취한다.
4. 편중된 식습관은 피하고, 균형 있는 '잡식'을 한다.
5. 생명력이 강한 채소를 섭취한다.
6. 동물성 단백질은 원기의 원천이다.
7. 식품첨가물은 섭취하지 않도록 한다.

식사 개선의 첫걸음은 조미료다.

3장

암을 멀리하려면 조미료부터 바꾼다

조미료는 양질의 '진짜'를 사용한다

아무리 몸에 좋은 식재료를 사용한들 몸에 나쁜 조미료를 사용하여 요리한다면 아무 소용이 없다. 음식은 일단 식재료가 중요하지만 그 이상으로 중요한 것이 조미료다. 식사 개선의 첫걸음은 조미료다.

조미료는 반드시 품질이 뛰어난 '진짜'를 사용할 것, 이것이 나의 식사법에서 가장 핵심이다.

매일 식재료는 바뀌어도 조미료는 보통 주방에(혹은 냉장고에) 두고 필요한 만큼 사용한다. 그런데 만일 이 조미료들이 품질이 매우 나쁘다면 몸에 끼칠 위험성은 높아질 수밖에 없다.

다 사용한 간장의 빈 병은 그 내용물이 이미 몸에 주입되었음을 나타낸다. 아무리 소량이라도 매일 지속적으로 섭취하고 있는 것이므로 조미료에는 세심한 주의를 기울여야 한다.

애초에 조미료가 가진 힘과 몸에 끼치는 영향을 가볍게 보는 사람이 너무 많다.

이 부분은 요리사의 입장에서 강조하고 싶은 부분이다. 양질의 조미료는 재료의 맛을 더욱 돋우어 맛에 깊이를 더해준다. 무엇보다도 양질의 조미료는 천연의 건강 성분을 듬뿍 함유하고 있다.

만일 순수하지 않은 조미료를 사용하고 있다면 당장 '진짜'로 바꿔야 한다.

'진짜' 조미료의 섭취가 몸의 원기를 끌어내는 데 도움을 준다.

작은 차이가
생명을 지킨다

좋은 조미료를 사라고 하면 가격이 비싸 망설여진다는 사람이 많다. 하지만 평균적으로 그 차이는 고작 몇 백 엔 정도다. 하물며 한 번에 먹는 것도 아니고, 사용량도 적어 사면 최소 1개월 정도는 사용한다. 하루로 치면 적은 금액이고, 그 적은 돈이 효과를 불러와 생명을 지켜준다.

다음 장에서도 말하겠지만, 나는 '위의 70%, 가능하면 60%를 채우는 식사'를 하고 다른 사람에게도 그렇게 하라고 권하고 있다. 위나 장에 '일단 휴식'을 주는 게 자연치유력을 위해서도 효과적이라고 생각하기 때문이다.

이러한 식사법은 필연적으로 식비를 줄여준다. 그렇게 남은 돈으로 조금 비싼 조미료를 사도 되지 않을까.

레시피가 단순하니 각종 소스류도 양질의 조미료를 사서 만들어두면 절약할 수 있다.

천연 조미료에 집착함으로써 인공적인 식품첨가물이 몸에 들어올 확률은 상당히 낮아진다. 사실 대단한 척 말하고 있어도 나 역시 인간이다. 가끔은 변화가에서 외식을 하기도 한다. 그때만큼은 암환자인 사실을 잊을 수 있어 조금은 마음이 가벼워진다. 외식을 하며 맛있었던 그 맛을 집의 조미료를 사용하여 몇 번인가 재현해보고 문득 깨달은 바가 있다.

요리사니까 조미료의 종류나 만드는 법은 충분히 추측할 수 있다. 완성된 맛도 같고 양도 거의 같다. 그런데 집에서 만든 음식은 무심코 많이 먹어도 포만감이나 더부룩함이 없다.

밖에서 먹는 음식에는 식품첨가물 사용이 많다. 그런 성분을 많이 함유하고 있는 음식을 먹으면 포만감이 빨리 찾아와 쉽게 더부룩해진다.

품질이 좋은 조미료는 자연에서 온 것인 만큼 그런 현상이 나타나지 않는다.

'진짜' 조미료를 구별한다

언젠가 요리에 관심 있는 주부들 몇 명과 식품 구입을 구해 슈퍼에 간 적이 있다. 그녀들이 어떤 기준으로 조미료를 구입하는지 알고 싶어 조미료 코너 선반에 가득 진열된 간장을 가리키며 이런 질문을 해보았다.

"여기에 가득 진열되어 있는 제품 중 품질 좋은 제품을 골라보세요. 여러분이라면 어떤 제품을 살 건가요?"

결국 그녀들이 손에 쥔 것은 한눈에 봐도 고급스러워 보이는 디자인의 병, 검고 세련된 병, 라벨이 멋진 병이었다.

예상한 대로였다. 그녀들에게 제품의 품질을 나타내는 최고의 기준은 비싸 보이는 병에 고급스러운 라벨이었다. 그래서 조미료 회사는 용기 디자인에 심혈을 기울이는 것이다. 이것은 비단 조미료만의 문제는 아니다.

그녀들이 선택한 병 뒷면의 원재료 표기를 확인하니 의외로 많은 식품첨가물이 기재되어 있었다.

"보세요. 불필요한 것들이 이렇게나 많이 들어 있네요. 디자인이나 라벨에 현혹되어서는 안 됩니다."라고 말하니 그녀들은 골라 든 병을 꼼꼼히 살펴보고는 의외라는 표정을 지었다.

품질은 외양으로 측정할 수 없다. 그런 데는 눈길도 주지 말고 먼저 원재료 표기를 확인해야 한다.

'진짜' 간장을 만드는 원재료는 콩, 밀, 소금, 누룩, 물뿐이다. 불필요한 것이 함유되어 있다면 그것은 일종의 '유사품'이다.

지금은 화학의 힘으로 어떻게든 식품을 변화시킬

수 있다. 그것을 알 수 있는 최소한의 수단이 원재료 표기이다. 그러니 식품을 구입할 때는 꼼꼼히 원재료 표기를 확인하도록 한다.

그리고 또 한 가지, 조미료 전반에 통용되는 다음과 같은 '진짜' 구별법도 있다.

일단 최고 품질의 제품을 산다. 비싸도 상관없다. 그러고는 그 색을 보고, 향을 맡고, 입에도 머금어 맛을 확인한다. 자신의 오감에 주입하여 느끼는 것이다.

이렇게 해두면, 다음에 사용할 제품을 선택할 때 도움이 된다. 좋지 않은 제품은 몸과 뇌가 거부하는 것을 느끼게 된다.

과학적이지 않다고 생각될지 모르지만 의외로 효과적이니 꼭 시도해보길 추천한다.

대용량은
사지 않는다

조미료는 늘 사용하는 거니까 무심코 저렴한 대용량 제품을 사기 쉽다. 할인이라도 하면 이때다 싶어 두세 개씩 장바구니에 넣어 사재기를 하는 사람도 많을 것이다.

하지만 신선함을 가능한 한 유지하려면 대용량은 피하고 적은 용량을 고르도록 한다. 나는 병 제품의 경우에는 중병이나 소병을 구매한다. 미리 사두지도 않고 떨어지면 그때그때 제조일이 가까운 것을 구입한다.

그리고 이것이 또한 중요한 포인트인데, 대기업 상품은 가능한 고르지 않는다.

왜냐하면 보존료가 첨가된 제품이 많기 때문이다.

공장에서 대량으로 생산되는 대기업 상품은 유통 경로에 따라 일본 전역에, 때론 해외까지 운반된다. 그래서 확실한 보존을 필요로 한다.

옛날에는 간장을 살 때 빈병을 가게에 가져가 간장을 담아오곤 했다. 물론 옛날 판매 방식이다. 지금은 유통이 우선이다. 규슈의 물건을 홋카이도에서 팔려면 재료에 이것도 더하고 저것도 더하게 된다.

작은 회사 쪽이 '진짜'를 만날 수 있는 확률이 높으니 그런 곳의 조미료를 선택하는 것도 좋은 방법이 될 수 있다.

진짜 조미료 섭취를 위한
종류별 조언

소금

염화나트륨 95% 이상의 소금은 피하고, 천연소금을 섭취한다

저염이 몸에 좋고, 저염을 하지 않으면 건강을 해쳐 병에 걸린다고 이런저런 말들이 많지만, 나는 '소금은 제대로 섭취해야 한다'는 주의다.

단 '천연소금'이라는 조건이 붙는다.

천연소금이란 해수를 건조시켜 만든 '해수염'이나 육상에 가둔 해수의 염분이 증발에 의해 농축되어 결정화한 '암염' 등을 말한다. 일반적으로 사용하는 소금은 이런 천연소금이 아니다.

화학적인 방법으로 인공적으로 만들어진 '염화나트륨 소금'이라는 것도 있다. 이것은 완전 공업 제품이라고 해도 과언이 아니다. 개중에는 99%의 순도인 것도 드물지 않은데, 적어도 95% 이상의 함유율이 표기되어 있다면 구입해서는 안 된다.

이런 정제염은 쉽게 제조가 가능하기 때문에 유통의 주류가 될 수밖에 없고, 따라서 사람들이 섭취할 가능성이 높다. '염화나트륨 소금'이라면 그것이야말로 저염이 필수다. 하지만 내가 필요하다고 말하는 소금은 그런 가짜 소금이 아니라 천연소금이다.

소금은 체중의 0.9% 정도는 절대적으로 필요하다. 땀이나 소변 등으로 몸을 건강하게 유지하는 자연적인 배출 작용에서 빠트릴 수 없는 것이다. 또한 냉증과 열사병도 예방해주니 부족하지 않게 항상 지속적으로 보급해줘야 한다.

그리고 소금에는 담즙의 작용을 돕는 중요한 임무

도 있다. 음식이 산이 강한 위 속에서 소화되어 십이지장에 가까워질 때, 담낭에서 강력한 알칼리성 담즙이 나와 소화 활동을 돕는다. 이때 염분이 부족하면 담즙은 임무를 충분히 수행할 수 없게 된다.

따라서 몸의 회복을 목표로 할 경우에는 이러한 소금의 역할이 중요한 열쇠가 된다.

간장

원재료에 '탈지대두'가 있는 간장은 사용하지 않는다

'진짜' 간장은 어떻게 만들까? '진짜' 간장은 다음과 같은 공정을 거쳐 완성된다.

원재료는 콩, 밀, 소금, 누룩, 물이다.

맨 먼저 콩과 밀에 누룩균을 섞어 누룩을 만든 다음 누룩에 소금물을 더해 발효시킨다. 그렇게 해서 생긴 것이 '전국(거르지 않은 간장)'이라 불리는 것으로 이 '전국'을 일 년 이상 목제통 속에서 발효 숙성시키면 간장이 된다.

이것이 '진짜' 천연 숙성 간장이다. 숙성시킴으로써 맛있는 맛이 생성되고 누룩균이 살아 있는 효소를 듬뿍 늘려준다. 효소가 풍부하다는 점도 간장의 우수한 특성 중 하나다.

하지만 이 같은 방법은 수고도, 시간도, 비용도 많이 든다.

그래서 생각해낸 것이 원재료에 콩이 아닌 '탈지대두'라는 것을 사용한 간장이다.

탈지대두란 이름 그대로 '유지방을 채취한 후의 콩, 즉 콩의 잔여물'이다. 쉽게 말해 찌꺼기다.

이 '찌꺼기'를 인공적으로 무리하게 발효시킴으로써 어쨌든 겉보기에는 간장 같은 것이 생기는 것이다. 더구나 제조 기간은 단, 1~2개월이다.

천연 발효 숙성이라는 과정을 생략한 탓에 이 간장에서는 '진짜'가 갖는 깊은 맛이 나지 않는다. 그 해결책으로 택한 것이 화학조미료를 비롯한 식품첨가물을 첨가하는 것이다.

게다가 대두를 탈지 가공하는 방법으로, 콩을 압축하는 것이 아니라 콩의 지방을 분해시키는 약품을 사용한다. 따라서 완성된 상품에 약품이 잔존하고 있지는 않은지 그 또한 명확하지 않다. 법률 기준으로는 '최종 식품에 잔존해서는 안 된다'고만 할 뿐이다.

매우 유감스럽게도 현재 유통되고 있는 간장의 대부분은 이 '탈지대두'를 사용한 간장이다. 값싸고 빨리 만들 수 있다는 이점이 효율 우선인 사회 경향과 맞아떨어진 것이다.

하지만 줄었다고는 해도 전통적인 기법으로 양질의 간장을 생산하고 있는 공장이 아직 전국에 존재하고 있으니 그런 공장의 간장을 사용하도록 한다.

'진짜'임을 나타내는 원재료 표기는 '대두, 밀, 소금' 이 세 가지뿐이다(누룩과 물의 기재는 생략된다). 네 가지 이상 쓰여 있는 제품은 절대 안 된다는 것을 명심해두자.

거듭 반복하지만 몸에 독을 넣어서는 안 된다.

된장

천연의 '생된장'을 고른다

앞서 '소금' 항목에서 저염에 대한 나의 생각을 이야기했는데, 저염이 중요하다고 주장하는 사람들이 반드시 공격의 대상으로 삼는 것이 된장국이다.

가능한 한 삼가거나 저염 된장을 사용해야 한다고 말이다.

저염 된장이라니 말도 안 된다. 저염은 염분 조작을 위해 식품첨가물이나 염화나트륨의 도움을 빌리고 있기 때문이다.

분명 된장을 제조할 때는 많은 소금이 필요하다. 하지만 천일염이라면 문제없다. 그렇다고 너무 많이 섭취하는 것은 주의해야겠지만 말이다.

사실 대부분의 경우 된장만 넣고 만든 된장국은 없다. 그 안에 각종 채소나 두부를 넣어 만든다.

이런 부재료는 칼륨을 풍부하게 함유하고 있다. 칼륨은 체내에서 여분의 염분 배출을 촉진하는 미네랄이다. 즉 된장국의 염려되는 염분도 채소 같은 부재료를 넣어 섭취하면 알맞게 조화를 맞출 수 있다.

따라서 건강을 위해 된장국을 먹는 습관은 이치에 맞는다고 할 수 있다. 나도 현미밥에 더하여 최소 하루 한 번은 된장국을 먹는다.

하지만 된장국을 만들 때 주의해야 할 점이 있다.

된장의 누룩균은 60℃ 정도에서 사멸하기 때문에 절대 그 이상의 온도에서 조리해서는 안 된다.

나는 먼저 냄비에 부재료를 넣고 끓이다가 일단 냄비의 불을 끈 후 국물이 조금 식어 60℃ 이하가 된 시점에 된장을 푼다. 이 방법이라면 그리 번거롭지도 않으니 시도해보기 바란다.

그런데 이 된장도 간장과 마찬가지로 진짜 천연 숙성 된장과 대조되는 '가짜 된장' 문제가 존재한다.

'천연 숙성 된장'은 국산 콩(혹은 보리, 현미, 검정콩 등)에 천일염과 누룩균을 섞어 1~3년이나 되는 기간 동안 숙성시킨다. 하지만 가짜 된장은 긴 제조 기간을 인공적인 온도 조절이나 식품첨가물 등을 사용하여 1개월 정도로 단축시킨다.

이것을 업계에서는 '속양速釀(짧은 시간에 술 따위를 빚음)'이라 부른다. 현재 유통되는 된장의 대부분은 비용 절감을 할 수 있는 이 '속양 된장'이다. 하지만 '속양 된장'이라고 표기되어 있지는 않다. 살균용, 변색 방지용, 보존용 등 다양한 식품첨가물이 식품 라벨에 표기되어 있으면 그런 된장이라고 생각해도 된다. 물론 그런 된장에 살아 있는 효모균은 전혀 없다.

덧붙이자면, '무첨가'라는 표기도 식품첨가물이 들어 있지 않음을 나타낼 뿐 효모가 존재하고 있음을 나타내는 것은 아니다.

- 효모가 살아 있는 된장은 '생된장'이라는 표시가 있다.
- 제대로 장기 숙성시킨 된장에는 '천연 양조' 표시가 있다(천연 양조란 무첨가를 의미한다).

이 두 가지를 갖추고 있는 것이 '진짜' 된장의 증거임을 기억해두자.

그런 제품을 주변에서 찾기 어렵다면 직접 제조를 하는 된장의 판매처를 인터넷으로 찾는 방법도 있다.

된장은 우수한 전통 발효식품이다. 된장은 강력한 항산화 작용을 해서 체내 세포를 손상시켜 병을 일으키는 근원인 활성산소를 제거해준다.

그 힘은 방사선 피폭에도 효과를 발휘한다고 한다. 히로시마대학의 연구 결과에 따르면, 동물이 방사선을 쬐면 체내에서 대량의 활성산소가 발생하여 정상 세포가 파괴되지만 방사성물질 배출에 뛰어난 된장을 섭취함으로써 그 해로부터 몸을 지킬 수 있다고 한다.

된장은 전 세계 대두 발효식품 중, 낫또, 템페(인도네시아의 전통 요리의 하나로 발효시킨 콩을 뭉쳐 만든다)와 나란히 항산화물질 베스트3에 뽑혔다.

그 힘은 우리 몸에서 절대 빠뜨릴 수 없는 것이다.

식용유

식용유 선택이 건강의 열쇠를 쥐고 있다

지질은 사람의 몸을 만들고 에너지의 근원이 되는 중요한 영양소다. 뇌 조직 성분의 반을 차지하고 있는 것도 지질이다. 냉증을 예방하고 몸을 따뜻하게 하는 힘이 있으며, 피지로 몸의 표면을 지키고 호르몬의 재료가 되어 장벽을 촉촉하게 적셔 배변 활동을 원활하게 하는 역할도 담당하고 있다.

그 중에서도 내가 중요하다고 생각하는 것은 지질이 체내 세포를 에워싼 세포막의 원료라는 점이다. 세포막은 세포가 살아가는 데 필요한 영양이나 수분을 섭취하여 불필요한 것을 배출하는 작용을 한다. 이른바 세포의 생명 유지를 좌우하는 중요한 역할이다.

강한 세포를 만들어 몸을 활성화하고 싶다면 신경 써야 할 영양소다.

그런 중요한 지질의 공급원으로서, 몸은 반드시 양질의 기름을 섭취해야 한다.

양질의 기름으로 알려진 것은 참기름, 아마인유 등이 있지만 나는 주로 올리브 과실에서 채취한 올리브오일을 사용한다. 그 중에서도 가장 품질 등급이 높은 엑스트라버진 올리브오일을 사용한다.

다른 올리브오일은 정제되어 있는데 반해, 엑스트라버진 올리브오일은 화약약품 사용이나 가열 처리를 일절 하지 않고 물리적 압력만을 가하여 정성껏 채취한 다음 원심분리기로 오일과 물을 분리한 후에야 얻을 수 있는 기름이다. 오메가 9계의 지방산인 올레인산을 75%나 함유하고 있어 잘 산화되지 않아 안정성이 뛰어나다. 기름의 산화는 심근경색, 암, 알츠하이머병, 우울증 등 무서운 각종 병의 근원이므로 주의해야 한다.

올레인산은 악옥惡玉 콜레스데를을 헤치면서 선옥善玉 콜레스테롤의 수치는 떨어뜨리지 않기 때문에 동맥경화 예방에는 든든한 아군이다. 그 외에 비타민과 폴리페놀도 풍부하게 함유하고 있어 강한 항산화 작용과 면역력 향상에도 도움을 준다. 또한 식이섬유가 많아 위에도 부담을 주지 않기 때문에 변비에도 효과적이다.

쉽게 산화되지 않기 때문에 가열해도 문제가 없다는 것도 강점이다. 나는 올리브오일로 고기나 생선을 프라이팬에서 재빨리 구워내기도 한다. 풍미가 좋아 그대로 생식할 수 있다는 점도 매력적이다. 엑스트라 버진 올리브오일을 구매할 때는 산도 0.8% 이하에 짙은 색을 띤 유리병 제품을 고른다. 올리브오일은 직사광선에 약하므로 병의 색이 엷거나 플라스틱 병에 든 제품은 직사광선이 완전히 차단되지 않아 변질의 우려가 있다.

하지만 질이 좋지 않은 올리브오일을 멋지고 고급스러운 짙은 유리병에 넣어 팔고 있어, 일률적으로 안심할 수 없는 것도 사실이다.

그렇다면 어떻게 해야 할까. 어쩌면 이번 장의 서두에서 말했던 '최고의 품질을 오감으로 기억하는' 방식에 가장 잘 들어맞는 것이 올리브오일일지도 모른다. 양질의 제품에는 공통된 요소가 있다. 꼭 시도해 보기 바란다.

엑스트라버진 올리브오일은 신선식품이다. 제조일이 가까운 작은 병 제품을 그때그때 구입한다. 그리고 구입한 제품은 보존 온도에 유의해야 한다. 가스레인지 옆이나 30℃ 이상 되는 장소에 장기간 두면 품질이 떨어진다. 겨울에 8℃ 이하가 되면 오일에 흰 결정이 생기지만, 이것은 올리브의 성분으로 품질이 좋다는 반증이다. 온도가 높아지면 되돌아온다. 단, 이런 현상을 여러 번 반복하면 사용상에는 문제가 없어도 향이 날아가버린다. 여름에도 냉장고에 넣는 것은 피하고 주방의 서늘한 곳에 보관한다.

그리고 또 한 가지, 나는 미유에도 주목하고 있다.

더 건강해지고 싶다는 강렬한 열망이 있는 나의 예리한 눈에 들어왔고, 이미 섭취를 하고 있는데 상당히 좋다.

미유는 동남아시아산 제품이 많이 유통되고 있지만 국산 제품을 선택하는 것이 좋다. 대부분 도후쿠와 후쿠리쿠의 쌀 산지에서 만들어지는데, 보통의 채종유라면 채종 100g에 30g이 채취되지만 미유는 현미를 정제할 때 나오는 쌀눈 100g에서 14g밖에 채취할 수 없다. 그래서 가격도 비싼 편이다.

하지만 미유에는 그런 단점을 뛰어넘을 정도의 특장점이 있다. 강력한 항산화 작용이 있어 슈퍼 비타민이라 불리는 토코토리에놀이 함유되어 있기 때문이다. 그 강력한 항산화 작용은 통상 비타민E의 약 50배라고 한다. 원활한 혈액 순환 효과나 인지기능 장애, 동맥 경화 등의 예방에 큰 기대를 걸고 있다.

단, 몸에 좋다고 해서 너무 많이 섭취하는 것은 좋지 않다. 엑스트라버진 올리브오일이나, 미유나, 모두 요리에 사용하는 재료들 중 하나다. 비타민이 풍부한 기름을 준비하여 비타민E가 듬뿍 든 채소에 비타민C를 함유한 채소도 더하는 식으로 모든 영양을 고루 취하면서 요리하는 것이 나의 기본적인 사고방식이다.

따라서 좋은 기름은 그것 한 가지만 보고 선택해서는 안 된다. 그 기름을 사용하여 몸에 좋은 재료를 어떻게 조합하고 어떻게 조리할 것인가 하는 넓은 시야가 필요하다.

그런 시야와 지혜만 있다면 주방의 기름은 한 종류만이 아니라 여러 종류를 두고 용도에 맞게 나누어 사용해도 좋다.

몸의 원기를 끌어올린다는 것은 몸 전체를 균형 있게 끌어올리는 것이다.

좋은 기름을 선택할 때는 이 점도 꼭 염두에 두기 바란다.

설팅

정제된 설탕은 최강의 독이다

누가 뭐라고 하든 설탕(정제된 정백당, 그래뉴당, 삼온당)은 수많은 식품 중에서 단연 최강의 독이다.

그 이유는 얼마든지 들 수 있다.

① 설탕은 소화가 빨라 혈당치를 급격히 상승시킨다. 그 때문에 혈관장애나 당뇨병 등의 다양하고 심각한 병으로 이어진다.
② 섭취한 설탕으로 인해 뼈, 치아, 근육 등의 칼슘을 잃게 된다. 왜냐하면 체내에서 설탕이 분해될 때 칼슘과 인의 농도나 균형 유지, 혈액의 PH 조정 등을 위해 체내 칼슘이 소비되기 때문이다.
③ 설탕은 산성식품이다. 약알칼리성으로 건강을 유지하는 인간은 산성에 치우치면 병에 걸린다.
④ 암세포는 고당질의 환경을 좋아한다. 따라서 설탕은 암의 먹이가 된다.
⑤ 열대 지역에서 채취한 사탕수수를 원료로 하기 때문에 설탕은 몸을 차게 한다.
⑥ 설탕은 사탕수수에서 정제할 때 대량의 화학약품을 사용한다.
⑦ 그와 동시에 사탕수수가 원래 갖고 있던 비타민, 미네랄 등의 영양소는 남김없이 소실된다.

그 외에도 아주 많은 이유가 있다. 이렇게 좋지 않은 식품을 굳이 먹어야 할 이유가 있을까.

단맛이 필요하다면 메이플시럽을 추천한다.

100% 단풍나무 수액으로 만들어진 메이플시럽은 저칼로리에 칼륨, 칼슘, 마그네슘 등의 미네랄 성분을 풍부하게 함유하고 있다. 예를 들면, 칼륨은 설탕이 100g 중 2mg인데 반해 메이플시럽은 230mg이며 칼슘은 1mg 대 75mg이다.

또한, 미국 연구팀에 의해 캐나다산 메이플시럽에서 항산화 작용과 항염증 작용을 가진 물질이 발견되었다는 연구 결과도 있었다.

설탕보다는 훨씬 몸에 좋다.

어떤 요리든 설탕 없이도 제대로 만들 수 있다.

예를 들면, 찜 요리를 할 때는 혼미림을 사용하면 충분히 설탕 대용이 된다. 진짜 일식의 프로는 '맛국물과 미림'을 기본으로 맛있는 요리를 만들어낸다.

일식 요리를 만들 때 설탕을 빠트릴 수 없는 재료처

럼 생각하는 사람이 많은데, 전혀 그렇지 않다.

미림

설탕 대신 사용한다

미림의 원료는 간단하다. 찹쌀과 누룩과 소주, 이 세 가지뿐이다.

물론 양질의 미림은 국산 찹쌀과 국산 쌀누룩을 사용한다. 이것들을 섞어 최저 1년 이상, 길게는 3년 정도 재워 발효 숙성시키면 미림이 완성된다. 이것은 '혼미림'이라 불리며 알코올 도수도 13.3~14.5도여서 주점에서 취급한다.

말하자면 '혼미림'은 쌀의 단맛을 유지한 채 양조된 '술'이다. 생선 냄새를 없애는 것 외에도 요리에 감칠맛과 윤기를 더하고 적당한 단맛을 낸다. 설탕 따위는 전혀 필요 없다. 몸에 잘 받는 발효식품의 맛있는 단맛이다.

하지만 여기에도 저렴한 '가짜 미림'이 존재한다.

쌀소주 대신 고구마소주를 사용하는 것은 그나마 나은 편이고, 보통은 공업용인 양조용 알코올을 사용한다. 이 공업적인 제조법으로 만들어진 미림은, 찹쌀은 국산 혹은 태국산을 주원료로 거기에 쌀누룩, 효소, 양조용 알코올, 그 외에 여러 종류의 식품첨가물을 더하여 만들어낸다. 알코올 도수 표시는 없다. 왜냐하면 알코올은 기존 제품을 사용하고 있기 때문에 분류상 가공품이 되기 때문이다. 이 말은 곧 주점이 아니어도 팔 수 있다는 것이다.

이런 제품은 2개월이면 완성된다. 더구나 헷갈리기 쉽게 이렇게 완성된 제품에도 '혼미림'이라는 이름이 붙어 있다. 따라서 '혼미림'을 살 때는 반드시 원재료 표기를 확인하는 것이 중요하다. 이는 다른 식품류를 살 때도 마찬가지다.

일반인은 이것을 '미림풍 조미료'라고 생각하겠지만 전혀 그렇지 않다. '미림풍 조미료'보다 더 심각하고, 도통 무엇인지 알 수 없는 대체품이다. '전분, 물엿, 화학조미료, 식품첨가물' 같은 것들로 만들고 있다. 제조 기간도 눈 깜짝할 사이다. 하루 이틀만 있으면 충분하다.

진짜 '혼미림'은 만드는 데에 1년에서 3년이 걸린다. 한심한 '가짜'다.

'미림풍 조미료'를 포함한 '가짜' 미림과 '혼미림'의 가장 큰 차이는 바로 마스킹 효과다. '마스킹'이란 찜 등의 표면을 덮는 것이다. 얇은 막을 만들어 재료에 맛이 스며들게 하는 역할을 한다. 이것이 가능한 것은 '혼미림' 뿐이다. 양조용 알코올을 사용한 제품으로는 절대 불가능하다.

미림을 넣어 생선찜을 만들었을 때 훌륭한 마스킹이 생겼다면 그것은 '혼미림'이라고 판단해도 좋다. 그 다음은 맛이다. 3년 숙성의 '혼미림'을 마시면 진한 향이 감돌아서 정말 맛있다. 요리에 깊은 맛을 더한다. 그도 그럴 것이 술과 제조방식이 같기 때문이다. 나는 '가짜' 미림은 입에 댄 적도 없다.

식초

시간을 들여 발효시킨 것을 구입한다

"식초는 알칼리성입니다."라고 하면 대부분의 사람은 의아한 표정을 짓는다.

식초는 3~5% 정도의 초산을 함유하여 신맛이 나기 때문에 산성이라 생각하겠지만, 실은 알칼리성이다. 확실하게는 몸에 들어오기까지는 산성이지만, 체내에 들어오면 분해되어 칼슘, 나트륨, 칼륨 등의 미네랄 성분이 남아 알칼리성 식품이 된다.

게다가 알칼리성 힘을 듬뿍 가진 우수 식품이다. 피로한 몸이 산성으로 치우치려는 것을 알칼리성 쪽으로 돌려 몸의 회복을 돕는다.

원래 식초는 기본적으로 식초를 만드는 데 적합한 재료(쌀, 보리, 매실, 사과, 감, 포도 등)를 초산균으로 발효시키면 완성된다. 쉽게 말해 그런 재료로 만든 술이 있다면, 술 안의 에틸알코올에 공기 중의 초산균이 작용하여 발효를 일으킴으로써 간단하게 식초가 만들어진다.

 예로부터 세계적으로 다양한 술이 만들어졌기 때문에 식초 또한 술과 더불어 세계 각지에 다양하게 존재하고 있다.

 일본의 주요 식초로는 쌀식초, 현미식초, 지게미식초 등이 있으며, 다른 나라에서 생겨난 식초로는 와인식초, 발사믹식초, 맥아식초, 셰리식초 등이 있다. 특히 미국에서는 사과식초가 일반적이다.

 어떤 식초든 지금은 어디에서나 구매할 수 있다. 각각의 풍미나 향을 음미하면서 좋아하는 식초를 식생활에서 활용하면 될 것이다.

 강한 살균력과 방부 효과와 보존력을 지닌 식초는 주방의 든든한 아군이다. 어패류의 냄새를 제거하고, 짠맛을 완화하여 맛을 순하게 해주어 찜이나 볶음요리에 조금만 넣어도 깊은 맛이 우러나 맛있어진다.

 식초를 식사 시에 섭취하면 혈당치의 상승이 완화되어 고혈압에도 효과가 좋을 뿐만 아니라, 초산에는 내장지방에 작용하는 비만 예방 효과와 염증과 알레르기를 억제하는 힘이 있다고도 알려져 있다.

건강한 몸을 목표로 하려면 식초를 꾸준하게 섭취하는 것이 중요하다.

나는 미역이나 꼬시래기 등을 삼백주三白酒(산바이주, 식초에 간장과 설탕 또는 미림을 넣은 일본의 조미료로, 초간장과 유사하다)로 무치거나, 가리비나 연어회를 와인식초를 사용하여 카르파초(얇게 쌀은 쇠고기나 어패류를 날로 양념과 같이 먹는 요리)로 만들거나, 자투리 채소가 있을 때는 피클을 담그는 등 식초 섭취에 신경 쓴다.

고기나 생선을 소금과 후추로 간한 다음 구워서 발사믹식초를 뿌려 먹어도 놀랄 만큼 맛있으니 꼭 시도해보길 바란다.

오랜 시간을 들여 만든 천연 양조식초에는 초산 이외에도 몸에 이로운 유기물이 많이 함유되어 있어, 새삼 간장과 된장 등과 마찬가지로 발효식품의 신비로운 힘에 감탄하게 된다.

구입할 때는 원재료 표기에 알코올이나 첨가물의 기재가 없는 단일 원료의 제품을 고르도록 유의한다. 일본 제품이라면 '순純'이라는 글자가 붙어 있는 것이 하나의 기준이 될 수도 있겠다. 예를 들면 '순 현미식초', '순 사과식초' 같은 것이다.

반대로 시간을 들여 본격적으로 발효시키지 않고 양조용 알코올을 원료로 기계를 사용하여 속성으로 발효시켜 만든 상품도 버젓이 팔리고 있다. 원재료 표기 라벨에 표기된 알코올이나 주정 등의 문구를 잘 확인한 후 구입하도록 하자.

슈퍼에서 식초병이 진열되어 있는 선반에는 간혹 '합성식초'라는 것도 보인다. 이것은 발효라고는 되어 있지 않은 조미료와 첨가물을 이것저것 혼합하여 만든 '식초'다. 아예 가까이 하지 않도록 한다.

진짜 조미료 섭취를 위한 종류별 조언

- 소금: 염화나트륨 95% 이상의 소금은 피하고, 천연소금을 섭취한다.
- 간장: 원재료에 '탈지대두'가 있는 간장은 사용하지 않는다.
- 된장: 천연의 '생된장'을 고른다.
- 식용유: 엑스트라버진 올리브오일, 미유 등을 사용한다.
- 설탕: 정제된 설탕은 사용하지 않는다.
- 미림: 설탕 대신 사용한다.
- 식초: 시간을 들여 발효시킨 '진짜 식초'를 사용한다.

내 몸은 내가 먹은 음식으로 이루어져 있다.

4장

내가 깨달은 암으로 죽지 않는 식사법

주식은
현미가 최고

쌀 바깥쪽의 왕겨를 벗긴 것이 현미다. 이 상태에서 쌀겨층과 맥아를 제거하고 전분질만 남긴 것이 백미이다. 그런데 제거된 이 부분에 영양과 비타민이 많이 함유되어 있다.

당질이 에너지로 바뀌는 것을 돕는 비타민B1, 강력한 항산화 작용과 노화방지 작용이 있는 비타민E, 칼륨, 칼슘, 인 등의 미네랄류, 장내 환경을 정돈하는 식이섬유도 풍부하다. 또한 쌀겨층에는 인체의 면역 강화물질이 존재한다는 사실도 명확해졌다.

백미는 먹기 쉽고 소화도 잘된다는 장점이 있지만 현미와는 결정적으로 다른 점이 있다.

그것은 바로 현미는 '살아 있는 쌀'이라는 것이다.

백미는 물에 담가두면 썩을 뿐, 흙에 심고 물을 줘도 싹이 나지 않는다.

그러나 현미를 물에 담구고 며칠 두면 발아한다. 흙에 심고 물을 주면 싹이 나온다.

그 만큼 생명력이 있다는 의미다. 내가 현미를 선택하여 계속 먹는 이유는, 그 생명력을 고스란히 흡수할 수 있기 때문이다.

또 한 가지 현미의 뛰어난 특성으로 디톡스 효능을 빼놓을 수 없다. 현미를 먹음으로써 몸에 잔류한 농약을 비롯한 화학물질이 배출되는 것이다.

물론 현미뿐만 아니라 채소 등을 구매할 때도 되도록 무농약 제품을 골라야겠지만, 요즘 시대에 화학물질의 영향을 전혀 받지 않기란 불가능하다. 하지만 적어도 현미가 몸의 독을 배출하는 작용을 해준다고 생각하니 든든하다.

병에서 벗어나 몸의 회복을 목표로 하는 사람이라면 현미 섭취가 최고라고 생각한다. 변통도 좋아지고, 장이 건강해지면 몸의 건강으로 이어진다.

나의 경우, 보통으로 밥을 지을 때도 있지만 현미를 며칠(이틀에서 길게는 나흘) 정도 물에 담가 발아시킨 '발아현미'를 먹기도 한다. 영양가가 훨씬 높아지니 가능하면 이 방법을 권한다.

밥을 지을 때 물의 양은 백미는 물과 1:1이지만, 현미는 1:1.5로 한다. 오래 물에 담글 때는 현미의 흡수 상태도 고려하여 잘 조정하기 바란다. 여러 번 하다가 보면 입맛에 딱 맞는 맛있는 물의 양을 알게 될 것이다.

톳과 함께 밥을 지으면 맛도 좋고 영양가도 높아진다. 톳은 다른 냄비에 간단하게 조미해두고 밥을 지은 후에 섞어도 좋다. 나는 그 외에 '현미 주먹밥'으로 먹는 것도 좋아한다. 만드는 법은 매우 간단하다. 갓 지은 현미밥에 엄선한 양질의 간장을 재빨리 뿌려 주먹밥을 만들어 바로 먹으면 정말 맛있다. 이런 방법 외에 다양한 변화를 주면서 즐기도록 한다.

비장의 비법을 한 가지 더 소개하자면 밥을 지을 때 무가당 요구르트를 약간 섞는 것이다. 그러면 식감이 조금 흐물흐물해져 현미의 단점이 사라진다. 현미 3홉(약 0.54리터)에 요구르트는 작은 한 숟가락 정도의 비율로 한다. 요구르트의 힘으로 현미의 가장 외측 껍질이 파괴되어 한결 먹기가 수월해진다. 나는 솔직히 말해 동물성 유산균보다 식물성 유산균 섭취에 유념하고 있지만, 이 경우는 사용양이 지극히 적고 현미의 단점을 없애는 것이 목적인만큼 관대하게 받아들이기로 했다. 원래 나는 현미의 식감에는 그리 신경 쓰지 않는다. 현미의 식감이 거슬리는 사람은 시도해 보도록 한다.

가끔은 현미차를 만들어 마시기도 한다. 프라이팬에 현미를 색이 날 때까지 볶으면 완성. 하지만 진짜 무농약 현미가 아니면 잔류한 농약을 마시게 되는 셈

이니 주의가 필요하다.

나는 믿을 수 있는 곳에서 현미를 구매하고 있지만, 걱정된다면 구입할 때 무농약인지 확인해본다.

그리고 작은 봉지를 사서 다 먹어갈 즈음에 추가로 구입하는 것이 요령이다. 왜냐하면 현미는 '살아 있기' 때문에 무엇보다 신선함이 중요하다. 큰 봉지로 사면 봉지 안에서 점점 생명이 사그라지므로 큰 봉지를 샀다가 후회하는 사람도 꽤 많다. 구입 후에는 냉장 보관이 가장 좋다.

최근에는 현미의 영양분은 그대로 유지하면서 불필요한 외피만 제거한 '금아미'라는 먹기 좋은 현미 상품도 발매되었으니, 보다 간편함을 추구하는 분이라면 그런 제품을 구입해도 괜찮다.

염소와 트리할로메탄을 제거한 수돗물을 사용한다

수돗물도 주의해야 한다.

몸에 좋은 요리를 만들 때는 사용하는 물의 질도 중요하다. 수돗물의 문제는 그 안에 염소가 함유되어 있다는 것이다.

염소가 우리 체내에 들어오면 활성산소가 발생한다. 활성산소란 통상의 산소에 비해 월등하게 화학반응을 일으키기 쉽고, 이것이 증가하면 다양한 병을 초래하거나 노화가 빨라진다. 또한 염소와 유기물이 화합함으로써 트리할로메탄이라는 유해물질도 나온다.

이 트리할로메탄은 발암물질로 알려져 있으며 그 외에도 중추신경과 내장의 작용에 악영향을 미치고 아토피성 피부염이나 천식을 악화시키기도 한다.

따라서 수돗물을 그대로 사용하는 것은 매우 위험하다.

염소와 트리할로메탄의 해를 가능한 한 피하려면 정수기를 다는 것이 안심이다.

그래도 여전히 트리할로메탄이 몹시 신경 쓰이는 나는 정수기의 물을 주전자나 냄비에 넣어 끓인다. 이때 주의할 점은 15분 이상 끓이는 것이다. 끓었다고 바로 불을 꺼서는 안 된다. 수돗물을 끓이면 트리할로메탄의 발생량이 증가하고 끓은 직후에는 끓이기 전의 2~3배가 된다고 한다. 끓인 채로 15분 이상 지나야 트리할로메탄은 소실한다고 한다.

그렇게 끓인 물을 바로 사용하지 않을 때는 조금 식힌 후 병에 나누어 냉장 보관한다.

만일 이런 방법이 번거롭거나 바빠서 매일 하는 게

무리라면, 밤에 자기 전 용기에 물을 담아 두고 하룻밤 두기만 해도 괜찮다. 이렇게 하면 염소가 증발하고 줄어들기 때문에 그 나름의 효과가 있다.

요리의 기본이 되는 '만능 맛조미료'와 '맛국물'을 만든다

3장에서 몸을 위해서는 조미료의 선택이 무엇보다 중요하다는 이야기를 했지만, 애써 첨가물이 없는 천연의 소금이나 간장, 된장 등을 준비해도 맛을 낼 때 글루타민산소다가 든 시판 제품을 사용한다면 아무 소용이 없다.

풍부한 맛을 내주는 양질의 조미료를 살리기 위해서도 수제 '만능 맛조미료'를 만들어두면 다양한 요리에 바로 이용할 수 있어 많은 도움이 된다.

내가 평소에 만들어두고 사용하는 가미오식 만능 맛

조미료를 소개할 테니 아무쪼록 참고해보기 바란다.

만능 맛조미료는 맛국물의 감칠맛이 부족할 때 조금 더하거나, 밥에 뿌려 먹거나, 화학조미료 대신 사용할 수 있다.

아미노산과 글루탐산이 풍부하여 몸에도 좋고 맛있는 조미료다.

재료는 모두 천연 재료이고 만드는 법도 간단하다. 많이 만들어 밀폐 용기에 나눠 넣고 냉장 보관한다. 1개월 정도는 보존이 가능하나(냉동도 가능) 풍미가 사라지기 전에 전부 사용하도록 한다.

맛국물이나 찜요리 용으로, 가미오 스타일의 맛국물 만드는 법도 소개하니 그것도 꼭 참고하기 바란다.

가미오식 만능 맛조미료 만드는 법

(재료)

말린 가리비 관자 20g ㅣ 작은 새우(혹은 크릴새우) 무착색으로 40g ㅣ 다시마 20g ㅣ 마른 멸치 20g

(만드는 법)

① 말린 가리비 관자는 되도록 가늘게 잘라둔다.
② 다시마는 표면의 불순물을 제거한다. 표면의 흰 가루는 맛 성분인 아미노산이므로 물에 헹궈 내지 않도록 한다.
③ 마른 멸치의 내장, 아가미, 눈 등 잡미의 근원이 되는 부분은 제거한다.
④ ①②③과 작은 새우를 믹서기에 넣어 되도록 잘게 간다.

가미오식 맛국물 만드는 법

■ 첫 번째 국물: 국물 요리나 섬세한 맛을 내는 요리에 사용

(재료)

물 1,000ml ㅣ 다시마 15~20g ㅣ 가쓰오부시(말린 것) 20g

(만드는 법)

① 다시마는 불순물을 제거하여 10cm 길이로 잘라둔다.

② 냄비에 물과 ①의 다시마를 넣어 약불(60~85℃)에서 약 10분간 끓인다.
③ 미끈거림이나 잡미가 나지 않도록 끓기 전에 다시마를 꺼내고 끓은 후에 바로 불을 끈다.
④ 가쓰오부시를 넣어 한소끔 끓인 다음 불을 끄고 거품을 제거한다.
⑤ 가쓰오부시가 가라앉기 시작하면 체로 건져낸다.

■ 두 번째 국물: 된장국이나 찜요리에 사용

(재료)
첫 번째 맛국물에 사용한 다시마와 가쓰오부시 | 물 1,000ml | 아라부시(가쓰오부시에 연기를 쐬어 건조시킨 것) 10~15g

(만드는 법)
① 냄비에 물 1,000ml와 첫 번째 맛국물로 사용한 다시마와 가츠오부시를 넣고 끓으면 약불로 약 10분간 끓인다.
② 아라부시를 더하여 5~6분 약불로 끓인다.
③ 거품을 걷어내고 불을 끈 다음 가쓰오부시가 가라앉으면 건져낸다.

* 첫 번째 국물과 두 번째 국물을 섞어서 사용해도 좋다.

채소류는 '가리비 껍데기'로 세정한다

흔히 중국의 채소는 오염이 걱정되어 사기 꺼려진다, 먹고 싶지 않다는 등의 말을 하는데, 실은 일본 쪽이 훨씬 위험하다.

세계에서 농약을 많이 사용하는 나라 3위에 들어 있는 나라가 일본이다. 일본의 채소만큼 농약 범벅인 것은 없다고 해도 과언이 아니다.

100% 농약을 피하는 것은 불가능하더라도 더 이상 몸에 독을 넣는 일은 없어야 한다.

현미가 농약을 제거해주는 강력한 식품이라고 해

도 가능한 한 몸에 들어가는 농약을 차단하고 싶어 필사적으로 찾은 결과 효과 만점의 세정법을 만났다.

바로 가리비 껍데기가 지닌 강력한 살균력을 이용하는 것이다.

농약이나 왁스를 비롯하여 대장균, 황색 포도구균에 대한 대응책으로 나온 몇 가지 제품 중에 찾아낸 것이다.

내가 찾아낸 것은 곱고 흰 분말이다. 가리비 껍데기를 1,000℃ 이상의 고온에 구워 분말로 만든 것으로 성분은 산화칼슘, 100% 천연물질이다.

이 가루를 물에 넣어 녹이면 pH12의 강한 알칼리성 수산화칼슘으로 변하는데, 이것이 강력한 세정과 살균 효과를 발휘한다.

채소 세정용 큰 볼에 물 1L당 가리비 흰 분말을 12g의 비율로 넣는다. 이를 잘 섞은 물에 오이, 가지, 토마토 등 채소류를 10~20분간 담가둔다. 그러면 재색의 지저분한 액체로 변하며 수면에 기름기가 떠오른다. 그 기름기는 퍼져 기분 나쁜 막으로 변한다.

그런 더러운 액체 속에서 채소를 꺼내어 물로 헹구면 세정 끝이다.

구체적으로 무엇이 얼마 정도라는 수치를 측정할 수는 없지만 더러운 액체를 흘려버릴 때마다 만일 이게 체내에 들어온다면 하는 상상에 두려워지곤 한다.

생선과 고기는 조리 전에
소금으로 문질러 불순물을 제거한다

실상을 알면 불안해지는 것은 채소만이 아니다. 생선이나 육류도 다르지 않다.

육류 중에서도 가장 위험한 것은 가공육이다.

가공육은 살코기 중 보통은 도저히 먹을 수 없는 넓적다리나 질긴 부위, 혹은 아주 새빨간 덩어리 등을 인젝션이라는 방식을 사용하여 고급육으로 탈바꿈 시킨 것이다.

인젝션이란 주사처럼 분사하는 것을 말한다. 기계에 주사 바늘 같은 것이 100개 정도 달려 있는데, 주사기 본체 안에는 결착제와 소기름, 다양한 맛 성분을 조합한 액체가 들어 있다. 그리고 고기 위에서 그 기계를 작동하면 모든 주사 바늘이 고기를 일제히 찌르는 방식이다. 컨베이어 시스템에서 차례차례 주사 바늘로 고기를 찔러 '약'이 충분히 주입되면, 팔 수 없는 고기는 이물질이 들어 있는 고급육으로 즉시 탈바꿈한다.

나는 오랫동안 육류를 다뤄왔기 때문에 이런 고기는 한눈에 알 수 있다. 이 부위의 고기에는 이러한 형태로 이물질이 들어 있다거나, 이물질이 너무 구석구석 들어 있다거나, 있을 수 없는 부자연스러운 형태로 되어 있다거나 하는 것을 금방 알 수 있다. 한입 먹으면 가짜 맛, 이상한 맛이 난다. 하지만 보통 사람들은 익혀서 진한 소스를 뿌리면 전혀 알 수 없다.

결착육, 즉 성형육이라는 것도 위험한 고기다. 그 고기를 사용하는 대표적인 요리가 사이코로 스테이크(주사위처럼 네모나게 썰어서 만든 스테이크)다. 고기를 '세

공' 할 때 고기에 '접착제'를 문질러 바르면서 성형을 하기 때문에, 고기가 손에 들러붙어 떨어지지 않을 것을 방지하기 위해 목장갑을 낀 채 작업한다. 저렴한 소고기 런치 등도 보통 그런 고기를 사용한다. 횡경막이나 내장육으로 수입한 싸구려 자투리 고기에서 뼈와 지방을 발라내어 목장갑을 낀 손으로 '접착제'를 전체에 발라 고기를 붙인다. 한 덩어리로 뭉친 것을 등심 모양을 한 틀에 꽉꽉 채운 다음 냉장고에 넣어 안정시키면 가짜 등심이 완성된다.

이처럼 고기에 관해 제대로 지식을 갖고 예민하게 살펴보지 않으면 안 된다. 원산지 위조 문제도 있지만 소의 BES(해면상뇌증, 즉 광우병) 문제 등도 있다.

생산자까지 경로를 추적하는 제품 생산 이력을 살펴보고, 가능한 한 산지가 확실한 고기를 선택하도록 한다. 육질뿐만 아니라 어떤 사료를 주고 있었는지까지 확인할 수 있다면 더 좋다. 사료에 항생물질이나 유전자조작물을 사용하고 있는 경우도 적지 않기 때문이다.

그렇더라도 결국엔 축산 농가나 정육점을 믿는 수밖에 없다.

나는 돼지든 소든 닭이든 그 고기에 조금이라도 불안을 느낄 때면 천일염의 힘을 빌린다.

고기 전체에 천일염을 뿌려 잠시 문지른다. 그러면 고기에서 불필요한 수분이 배어나온다. 여기가 포인트다. 배어나온 수분 속에 몸에 나쁜 성분이 포함되어 있다. 물론 완벽하게 배출되지는 않겠지만, 이 처리를 하는 것과 하지 않는 것에는 큰 차이가 난다.

생선도 품질이 불안할 때는 똑같은 처리를 한다.

홋카이도 은연어는 진짜 새빨갛다. 핑크색 연어는 만든 색이다. 특히 양식어는 키울 때 다양한 화학물질을 사용하므로 주의를 요한다.

이러한 문제는 천일염만 있으면 간단하게 해결되니 꼭 실천해보기 바란다.

채소를 세정하는 법에서 소개한 가리비 껍데기 분

말을 육류나 생선에 사용해도 좋다.

육류나 생선 모두 물 1L에 가리비 껍데기 분말 약 1g을 섞어 5분간 담가두는 것이 적당하다.

생선의 경우 한 마리라면 세 토막을 내고, 토막 생선이라면 그대로 담가둔다. 담근 후에는 물에 잘 헹궈서 사용한다.

육류든 생선이든 그냥 보존하는 것보다는 더 오래 보존할 수 있는 것은 확실하다.

천일염으로 문지르는 방법과 비교하여 어느 쪽이 더 나은지 시도해보고, 조리도 해보면서 괜찮은 방법을 선택하면 된다. 혹은 교대로 해봐도 좋다.

'맛이 없어지지 않을까?' 하는 의문이 생길 수도 있다. 하지만 그러한 의문에는 즉시 반문하고 싶다. '인공적이고 좋지 않은 성분을 먹는 게 맞는 걸까?' 라고 말이다. 몸에 좋지 않은 것은 제거하고 몸에 좋은 조미료로 맛을 내면 된다.

식품을 가능한 양성으로 바꾸어 조리한다

마크로비오틱에서 배운, 인간에게도 음식에도 모두 음과 양의 성질이 있다는 '음양'의 사고방식에 매우 공감한다. 실제로도 식생활에서 잘 활용하여 적용해 볼 수 있다. 특히 2장에서 말한 대로 양성식품군이 몸을 따뜻하게 한다는 점에 착안하고 있다.

양성 성질을 갖는 식품군은 '동물성 식품과 추운 지역에서 자란 식품' 등이다. 그 식품들이 어떻게 몸을 따뜻하게 할까. 간단히 설명하면 이런 흐름이다.

> **'양' : 수축해가는 구심적인 에너지**
>
> '수축한다 → 작아진다 → 비중이 무거워진다 → 하강한다 → 수축하는 성질의 혈액 세포는 수족 말단으로 흐른다 → 따뜻해진다'

그 반대인 음성 성질을 갖고 몸을 차게 하는 식품군은 '식물성 식품과 더운 지방에서 자란 식품' 등이다.

> **'음' : 확산해가는 원심적인 에너지**
>
> '완화한다 → 커진다 → 비중이 가벼워진다 → 상승한다 → 혈액이 상승한다 → 수족 말단의 혈액이 부족하다 → 차가워진다'

사람의 체온이 1℃ 내려가면 면역력은 30%가 떨어지고, 35℃ 이하가 되면 암세포가 번식하기 쉬워진다는 것은 의학적으로도 명백해졌다.

냉증은 암환자에게 가장 큰 적이다. 무슨 일이 있어

도 양성식품을 섭취하여 몸을 따뜻하게 유지해야만 한다.

일본인의 평균 체온은 예전에는 낮아도 36.5℃ 정도였지만 지금은 35℃ 대의 사람이 아주 많다고 한다. 현대인은 어쩌면 음성체질로 기울어져 있는 것일지도 모른다. 열심히 양성식품을 섭취해야 한다.

사실 음성식품이라도 요리하기에 따라 양성으로 전환시킬 수 있다. 그 방법을 소개하겠다.

식품의 성분을 양성화 시키는 다섯 가지 조리법

다음과 같이 조리하면 식품이 지닌 역할이 바뀌어 식품의 성분도 바뀌게 된다.

① 보글보글 끓인다

가스 사용이 이상적이다. 전자레인지를 사용하면 마이크로웨이브의 난반사로 표면이 데워질 때 식품 내부의 조직이 분해되어 망가지기 때문에 전자레인지 사용은 하지 않는 것이 좋다. 그래서는 식품의 힘을 얻을 수 없다.

② 건조시킨다

예를 들면 무말랭이, 박고지, 건포도, 곶감, 말린 전복, 말린 관자 등이다. 표고를 직접 말려 사용해도 좋다. 생 표고를 10개 정도 끈으로 엮어 일주일 간 말리면 파삭파삭하게 완성된다. 말리면 비타민D의 함유량은 급격히 올라간다.

③ 압력을 가한다

절임류는 누름돌로 누르거나 나사를 조여 누르는 간이 누름 기구를 사용한다. 밥을 지을 때는 압력밥솥으로 짓는다.

④ **소금에 절인다**

예를 들면, 매실로는 매실장아찌를 담근다. 매실은 외부로부터 자신을 지키기 위한 독소가 강하다. 소금에 절이면 그러한 독소가 빠진다.

⑤ **기름에 볶거나 튀긴다**

단, 정제된 기름은 사용하지 않는다. 엑스트라버진 올리브오일이나 미유, 첫 번째 짠 참기름 등을 추천한다. 물론 산화한 기름은 금물이다. 신선한 기름을 사용한다.

우유, 유제품은 섭취하지 않는다

우유는 칼슘이 풍부하여 건강에 좋다고 알려져 있다.

하지만 우유 단백질인 카제인은 위에 부담을 주어 소화관에서 처리하기 어렵고 혈액을 더럽힌다. 입자가 매우 가늘어 우리의 장이 조금만 약해져도 그대로 장벽을 통과하여 혈관 내로 들어간다. 제멋대로 밀어닥친다는 표현이 맞겠다. 그렇게 되면 다양한 알레르기를 일으킨다.

왜 그럴까. 우유는 송아지의 음료이지 인간의 음료가 아니기 때문이다.

또한, 인을 많이 함유하고 있는 것도 문제다. 인은 뼈의 칼슘을 녹이는 작용이 있어 칼슘의 적이다. 인간이 원래 갖고 있는, 원래부터 있는 뼈의 칼슘을 인이 녹여버리는 것이다. 칼슘은 인과 결합하여 인산칼슘이 되어 체외로 배출된다. 그래서 골다공증이 된다.

우유는 마시면 마실수록 천식, 아토피, 대장염 등을 일으키기 쉽고 암에 걸리기도 쉽다.

그런 이유로 나는 우유를 마시지 않는다. 우유로 만든 유제품도 기본적으로 섭취하지 않는다. 포유류가 젖을 만들어내는 것은 새끼를 낳았을 때뿐이다. 그런데 항상 소는 우유를 만들어내고 있다. 호르몬제를 조절하고 있기 때문이다.

포유류의 초유에 함유된 락토페린이라는 물질이 건강에 좋다며 주목을 받는다. 시중에도 락토페린이 들어 있다고 강조한 유제품이 많이 유통되고 있는데, 이것 역시 호르몬제의 조절로 얻은 것일 수 있다. 초유는 새끼를 낳은 어미 소가 처음 젖을 내는 그때만

얻을 수 있다. 소 한 마리가 몇 번씩이나 인공적으로 '출산'을 하는 것이다. 옛날 일본인의 식탁에는 우유도 유제품도 없었다.

우유의 가치를 믿어 의심치 않는 사람들은 카제인이나 인 같은 것은 신경 쓰지 않고 유단백은 몸에 좋으니 유단백을 섭취하라고 권한다. 그러나 유단백은 유지방으로 덮여 있기 때문에 어떻게 섭취하든 유지방을 섭취하게 될 뿐 유단백은 섭취할 수 없다. 서양인은 유지방 분해효소를 갖고 있지만 일본인은 그 분해효소를 갖고 있지 않다. 우유를 마시면 설사를 일으키는 사람이 많은 것도 그 때문이다.

나는 나의 몸에, 우리 선조들이 계속 먹어온 전통식으로 원기를 불어넣을 생각이다. 자연의 섭리에 맞는 생명을 영위하면서 이질의 것을 끼워 넣고 싶지는 않다.

어쩌면 우유를 거부한 것이 말기암 선고 후 생명을 연장시킬 수 있었던 이유일지도 모른다.

식물성 유산균을 섭취한다

정장 작용, 유해물질의 해독과 배출 작용, 면역 활성 작용 등 건강에 꼭 필요한 역할을 하는 유산균에는 동물성 유산균과 식물성 유산균의 두 종류가 있다. 하지만 나는 식물성 유산균만 섭취한다.

동물성 유산균을 섭취하지 않는 것은 우유 등이 동물의 젖이라는 이유 외에도, 산에 약해 섭취해도 위산으로 죽기 때문이기도 하다.

동물성 유산균은 설령 사균으로 장에 머물러도 장내 세균의 먹이가 되어 좋다고 한다. 하지만 그럴 바에야 위산이나 담즙에도 살아서 장까지 도달하는 식물성 유산균을 섭취하는 쪽이 낫지 않을까. 식물성 유산균은 살아서 장에 들어간 후 선옥균 그 자체가 되어 장내 분포 상태를 건강하게 해주는 역할을 한다.

식물성 유산균의 종류는 동물성 유산균의 100배나 된다. 게다가 염분에 강하고, 몸에 이롭게 작용하는 다른 미생물이나 세균과 공존할 수 있고, 기온이나 외부 영향도 잘 받지 않는 등의 많은 장점을 갖고 있다.

식물성 유산균은 대부분의 채소에 서식하고 있다. 내가 식물성 유산균을 효과적으로 섭취하기 위해 실천하고 있는 방법은 채소 절임을 꾸준히 먹는 것이다.

말할 것도 없이 슈퍼 등에서 팔리는 조미액으로 맛을 낸 식품첨가물 범벅의 '가짜' 절임이 아니라 제대로 발효시킨 '진짜' 절임이다.

내가 평소에 만들어 먹고 있는 주요 절임은 다음의 두 종류다.

하나는 오랫동안 일본인 곁을 함께 해온 전통발효

식품인 누카즈케(채소를 겨된장에 담근 것)다. 일본인의 몸에 잘 맞는 양질의 식물성 유산균을 많이 공급해준다.

원래 '쌀겨'는 현미 영양분의 약 30%를 담당하는 부분이다. 풍부한 유산균과 발효를 촉진하는 효모균 외에 비타민, 미네랄류와 몸의 대사에 중요한 역할을 하는 효소도 많이 함유하고 있다. 나는 오이나 가지, 무, 셀러리 등의 다양한 채소를 앞서 소개한 '가리비 껍데기 분말'로 세정한 다음 직접 겨된장(누카도코)에 절여 맛있는 절임을 만들고 있다. 매일 손으로 섞어주어 잘 숙성되고 있는 우리 집 누카즈케는 나의 원기를 음에서 받쳐주는 든든한 존재다.

또 한 가지는 물김치이다.

한국의 물김치를 내 식으로 변형한 것이다. 만들 때 올리고당을 넣는데 그 이유는 유산균의 먹이가 되기 때문이다. 상온에서 2~3일 두면 발효가 시작된다. 발효시키는 시간에 따라 식물성 유산균이 보통 김치의 수십 배, 수백 배로 증식하므로 국물까지 섭취하는 것이 중요하다.

가미오식 겨된장 만드는 법

(재료)

생쌀겨 1kg | 물 1,000ml | 천일염 130g(쌀겨 대비 13%) | 자투리 채소 적당량 | 다시마(라우스, 리시리 등) 5cm 4~5장 | 고추(씨를 뺀 것) 2개 | 용기는 깊고 뚜껑이 있는 것

(만드는 법)

① 물에 소금을 넣어 끓인 후 식힌다.
② 쌀겨에 ①의 80% 정도를 넣어 잘 섞는다(된장 정도의 농도로 한다. 남은 소금물로 조정한다).
③ 자투리 채소(양배추 외피, 심, 당근 부스러기, 무 등)를 넣어 표면을 평평하게 한 후 다시마, 고추를 끼운다. 공기가 들어가지 않게 확실하게 누른다.
④ 처음 일주일 정도는 아침저녁으로 두 번 섞는다.
⑤ 자투리 채소는 3~4일마다 바꾸고, 그때마다 잘 짜서 짠 즙과 겨된장을 섞는다.
⑥ 절일 채소는 잘 씻어서 소금으로 가볍게 문질러 절인다.
⑦ 매일 한 번씩 섞는다(상용균常用菌이 필요하므로 맨손으로 한다).

* 겨된장은 20~25℃에서 보관하고, 여름에는 냉장고에 보관한다.
* 채소의 수분으로 부드러워졌다면 쌀겨를 더한다.
* 다시마와 고추는 정기적으로 바꾼다.

가미오식 물김치 만드는 법

(재료)
쌀뜨물 500ml | 천일염 7~8g | 첨채당(사탕무로 만든 설탕) 10g | 채 썬 생강 1조각 반 | 담글 채소 적당량 | 사과(껍질째) 1/2개

(만드는 법)
① 채소(무농약으로)는 부채꼴 모양이나 긴 사각형으로 잘라 소금을 뿌려 둔다.
② 쌀뜨물(첫 쌀뜨물, 짙은 흰색)에 생강, 올리고당을 넣어 끓이다가 불을 끈다.
③ ②가 뜨거울 때 채소를 넣어 한 김이 빠지면 사과를 넣어 잘 섞은 다음 랩으로 반나절에서 하루 정도 실온에 둔다.

* 유산균이 당분을 먹이로 발효하여 신맛이 난다.
* 냉장고에 2~3일 그대로 둔다.
* 국물도 듬뿍 먹는다.

아몬드는
우수한 영양식품

아몬드는 활력을 주는 우수한 건강식품이다. 그 우수한 점은 다음과 같다.

① 항산화 작용으로 피부와 점막을 강화하여 노화를 방지해주는 비타민E가 풍부하다. 식품 중 아몬드가 비타민E의 함유량이 가장 높다.
② 불포화지방산으로 산화하기 어려운 올레산이 듬뿍 들어 있다. 그 함유량은 100g당 35g으로 참깨의 약 1.8배나 된다. 올레산은 체내의 지질 대사를 돕는 역할을 하기 때문에 콜레스테롤의 염려가

없다.

③ 칼슘과 철분이 풍부하다.

④ 장내 환경을 정돈하는 불용성 식이섬유가 풍부하다. 양상추의 약 9배에 해당하는 함유율이다.

⑤ 혈액의 흐름을 원활하게 하는 성분이 함유되어 있다. 연구 결과, 아몬드 산지인 미국 캘리포니아주에는 뇌혈전이나 뇌경색을 일으키는 사람의 비율이 현격히 낮은 것으로 나타났다. 아몬드의 섭취량이 높기 때문이다.

이렇듯 장점이 많은 아몬드지만, 한 가지 단점을 들자면 잘 씹지 않으면 소화가 제대로 되지 않는다는 것이다. 나는 이 아몬드 파워를 고스란히 체내에 흡수시키기 위해 '아몬드유'를 만들어 마신다. 유백색을 띤 겉보기에는 두유와 비슷한 음료다.

주로 생아몬드를 사용한다. 생아몬드는 스위트와 비터의 두 종류가 있는데 나는 스위트를 사용한다. 시중에서 쉽게 볼 수 있는 볶은 아몬드는 사용하지 않는다. 볶은 시점에 생명력을 잃어버리기 때문이다.

최근에는 시판용 아몬드유도 발매되어 그것을 섭취해도 나쁘지 않지만, 약간의 주의가 필요하다. 100% 아몬드라고 표기되어 있어도 그것이 순수하게 아몬드 100%라는 의미는 아니다. 법률상 구성하는 성분을 쓰는 것은 필수지만, 함유율이 5% 미만인 물질은 표기할 의무가 없기 때문이다. 내가 만든 아몬드유의 유효기간은 이틀이지만 시판되는 팩 제품은 며칠씩이나 슈퍼 선반에 진열되어 있다. 보이지 않는 성분을 어떻게 파악할 것인가 하는 관점도 식이요법을 실천하는 데 있어 반드시 필요하다.

가미오식 아몬드유 만드는 법

(재료)

아몬드(생, 스위트, 껍질째) 30알 | 현미파우더(시판 제품) 30~40g | 물 400ml :한 컵 분량

(만드는 법)

① 생아몬드를 8~10시간 물(분량 외)에 담가 둔다. 자기 전에 담가 둬도 좋다.

　* 생아몬드에는 효소제어물질이 있어 외적으로부터 몸을 지킨다. 소화에 방해가 되므로 물에 담가 녹여낼 필요가 있다.

② ①의 물을 따라내고 생아몬드와 물 400ml를 믹서기에 넣어 간 후에 고운체에 거른다.

③ ②를 현미파우더와 잘 섞으면 완성.

　* 물은 염소와 트리할로메탄의 걱정이 없는 것을 사용할 것. 현미파우더는 무농약 현미를 특수한 솥에서 고온으로 볶아 25나노그램의 고운 분말로 만든 것을 건강식품점 등에서 팔고 있으니 그것을 사용하면 편리하다.

조리법을 연구하여
식품첨가물을 피한다

식품첨가물의 섭취가 몸의 면역력을 저하시킨다는 사실이 의학적으로도 명백해졌다. 당연히 주의해야 한다고 말하면, 조금이니까 괜찮을 거라고 말하는 사람이 있다. 대체 왜 그러는 걸까. 그 '조금'이 쌓여서 위험한 것이다.

예를 들면, 이렇게 식생활에 신경 쓰고 있는 나도 아주 가끔은 '아, 카레라이스가 먹고 싶다!'라는 욕구에 사로잡히기도 한다.

하지만 그럴 때 시중에 파는 카레 가루를 구입해서

는 안 된다. 손쉽고 간편하게 사용할 수 있는 카레 가루나 스튜 분말은 식품첨가물 덩어리다. 이상한 기름도 섞여 있다.

가능한 한 식품첨가물을 피하여 카레 맛을 내려면 다음과 같은 조리법이 좋다.

양질의 기름 소량에 좋아하는 채소 몇 가지를 볶아 향신료를 약 10여 종류 넣는다. 커민, 강황, 고수, 계피, 카다몬, 클로브, 고춧가루, 육두구, 가람, 마늘, 생강, 월계수잎 같은 것이다. 향신료에는 다양한 작용이 있으므로 그것들을 혼합하여 사용한다. 특히 강황은 효소력이 높아 신진대사를 촉진해준다.

사실 이 정도만 해도 충분하지만, 더 걸쭉하게 하고 싶을 때는 양파를 잘 볶아 감칠맛을 더하거나 찐 감자를 으깨어 넣어도 좋다.

물을 적당히 더하면 카레수프로도 먹을 수 있다.

더 간단한 가미오식 다진 고기 카레도 있다.

먼저 양파를 단맛이 날 때까지 잘 볶는다. 그 다음

다진 고기를 넣고 좀 더 볶은 후 잘게 썬 토마토를 넣어 함께 볶다가 앞의 향신료 10여 종류를 넣으면 완성이다. 색 배합과 영양을 위해 파프리카나 가지 등을 큼직하게 썰어서 볶은 것을 올려 먹어도 좋다.

향신료 군단을 먹으면 카레를 먹는 만족도를 얻을 수 있다.

쌀쌀해지면 생각하는 것이 '어묵'이다. 하지만 무나 달걀 외의 어묵 재료는 대부분 식품첨가물이 든 가공품이다. 곤약도 곤약 싹의 배아 때 상당한 양의 농약이 사용된다.

그렇게 생각하다 보면 아무 것도 먹을 수 없기 때문에 나는 지혜를 짜서 다음과 같이 조리해 먹는다.

예를 들면, 곤약은 먼저 천일염으로 잘 문질러 여분의 수분을 제거한다. 그 다음 끓는 물에 데친 후 씻었다가 다시 물속에 넣어 잠시 가볍게 데친다. 물이 거무스름한 색이 될 때까지 여러 번 반복한다. 맛 성분이 빠져나올 수 있지만 개의치 않는다. 어차피 첨가물이 든 맛 성분이다.

그렇게 하여 재료들을 준비했다면, 다음은 양질의 간장과 미림을 사용하여 만든 국물에 재료들을 넣으면 된다.

카레도 어묵도 도저히 참을 수 없을 때의 조리 예다. 조금 번거롭겠지만 몸 상태를 향상시키고자 한다면 이러한 조리법을 연구하는 수고를 아껴서는 안 된다.

식품의 품목 수에 연연하지 않는다

다양한 식품을 골고루 섭취하는 '잡식'이 좋다고 말하면, 구체적으로 몇 품목을 먹어야 하냐고 물어오는 사람이 꼭 있다. 건강을 위해서는 반드시 하루에 30품목을 먹어야 한다는 식사법도 있긴 하지만, 매번 식품의 품목 수를 일일이 세면서 식사 준비를 하는 것만큼 스트레스가 쌓이는 일도 없다.

그렇다고 해서 아무 생각 없이 식사 준비를 하는 것은 아니다.

나는 '치아 수의 법칙'이라는 것을 목표로 식사 준

비를 한다.

사람의 치아는 아래위 32개, 치아의 종류는 세 종류로 씹는 역할의 어금니 20개, 자르는 역할의 앞니 8개, 뜯는 역할의 송곳니 4개로 구성되어 있다.

20개 : 8개 : 4개로, 즉 5 : 2 : 1의 비율이다.

어금니가 주로 씹는 것은 곡물이나 콩류, 앞니가 주로 자르는 것은 채소, 송곳니가 주로 뜯는 것은 고기와 생선이다. 따라서 그 식품을 치아의 비율에 맞춰 5 : 2 : 1로 섭치하는 것이 자연의 섭리에 맞는다는 사고방식이다.

이 비율을 염두에 두면 음식의 균형을 취할 수 있다.

구체적으로 말하면, 나의 경우 50~60%를 주식인 현미로 충당하고 나머지 반찬을 대략 앞의 비율로 준비한 후 국물을 더하는 것이 기본 패턴이다.

하지만 현미와 같은 그룹의 낫토나 삶은 콩, 두부 등이 들어오기도 하고, 현미에 톳을 넣어 밥을 짓기도 한다. 따라서 실제로는 100%의 비율을 지키는 것이

상당히 어렵다.

요컨대 엄격하지 않아도 대충 비율을 염두에 두면 특정 식품만 먹게 되는 음식의 편중은 막을 수 있다는 것이다.

품목 수를 빈틈없이 맞추려 하거나, 정해진 분량을 반드시 섭취해야 한다고 예민하게 챙기는 사람일수록 영양의 균형이 무너질 우려가 있으니 주의를 해야 한다.

칼로리를 신경 쓰지 않는 대신 GI지수를 중시한다

나는 칼로리를 신경 쓰지 않는다. 영양가를 연소열로 나타낸 것은 조금이라도 체력을 붙여야 하는 몸에는 별 의미가 없다. 물론 너무 먹어서는 안 되겠지만 너무 먹어서 곤란할 만큼 건강한 몸도 아니다. 그보다 나는 GI지수를 중시한다.

GI지수란 '당지수 Glycemic Index'의 약자로, 음식물에서 섭취한 당(포도당)에 의한 혈당치 상승률을 100으로 표시한 지수를 말한다.

좀 더 자세히 설명하면, 섭취한 음식물이 체내에서

당이 되어 혈액 속을 흐르는 당의 수치가 급격히 증가하면 혈당치를 내리는 역할을 하는 인슐린이 췌장에서 분비된다. 그러나 너무 많이 분비되면 인슐린은 지방을 만들어 지방세포의 분해를 막기 때문에 비만의 원인이 된다. 이렇게 되면 혈액도 더러워지고 혈관벽도 손상된다. 따라서 식사 시에는 혈당치의 상승을 완화하는 식품을 섭취할 필요가 있다. 그럴 때는 GI지수 60을 기준으로 하는 것이 좋다. 그보다 수치가 낮아지면 낮아질수록 혈당치의 상승이 느려져 인슐린의 분비가 억제된다고 한다.

즉, 정백미(GI지수 85)보다는 현미(GI지수 56)를, 식빵(GI지수 91)보다는 소맥전립분빵(GI지수 50)을, 바게트빵(GI지수 93)보다는 호밀빵(GI지수 58)을, 우동(GI지수 85)이나 파스타(GI지수 65)보다는 메밀국수(GI지수 54)를 섭취하는 쪽이 몸에 부담을 주지 않는다고 할 수 있다.

덧붙이자면, 소, 돼지, 닭고기는 평균 '50' 이하이며 생선은 전반적으로 '40' 이하다. 특히 생선 중에서도 청어는 낮은 수치다. 나는 음식을 만들 때도 사용할 식품의 GI지수를 확인한다.

암에 위협받고 있지만 혈압도, 혈당치도 맥박수도, 콜레스테롤 수치도 모두 정상 수치 이내다. 14년간 쭉 감사하게도 말이다. 그러나 이러다가도 어딘가가 무너지면 몸은 망가지고 만다는 위기감이 있다. 의식적으로 조심하지 않고 GI지수 60이상의 식품만 먹는다면 얼마 안 가 돌이킬 수 없는 지경에 이르게 될 것이라는 걸 잘 안다.

예를 들면, 감자와 당근은 GI지수가 아주 높은 식품이다. 각각의 GI지수는 감자가 '90' 당근이 '80' 이다. 모두 밥상에 자주 오르는 식품이므로 전혀 사용하지 않기란 불가능하다. 그 외에도 마찬가지로 GI지수가 높은 식품은 여러 종류가 있다.

그렇다면 어떻게 해야 할까.

아마 큰 고민이 아닐 수 없을 것이다.

여기서 지혜를 짜내야 하는데, 사실 GI지수가 높은 식품을 사용해도 세 가지 정도의 방법을 활용하여 요리 전체의 GI지수를 떨어뜨릴 수 있다.

나도 그런 방법을 사용하여 요리를 하고 있는데, 모두 간단한 방법들이니 기억해두면 도움이 될 것이다.

GI지수를 낮추는 세 가지 방법

① 식초를 사용한다.
- 감자 샐러드에 식초를 섞는다.
- 닭구이에 곁들일 감자에는 발사믹소스를 뿌린다.
- 당근은 무와 함께 가늘게 채 썰어 단식초에 무친다.

② 식이섬유가 많은 식품과 함께 조리한다.

감자나 당근을 사용한 볶음에는 GI지수가 25로 낮은 브로콜리나 청경채 등을 더한다.

③ 콩류와 함께 먹는다.

콩은 감자 샐러드에 조금 섞어도 좋고 당근 샐러드에 더해도 좋다.

GI지수

◎ **탄수화물**

정백비 84 / 현미 56 / 우동 85 / 메밀국수 54 / 파스타 65 / 식빵 91 / 전립분빵 50 / 바게트빵 93 / 호밀빵 58

◎ **채소**

가지 25 / 죽순 26 / 송이 27 / 파 28 / 아욱 28 / 표고 28 / 토마토 30 / 양파 30 / 연근 30 / 우엉 45 / 고구마 55 / 브로콜리 25 / 무 26 / 양배추 26 / 부추 26 / 피망 26 / 호박 65 / 옥수수 70 / 당근 80 / 감자 90 / 시금치 15 / 콩나물 22 / 청경채 23 / 양상추 23

◎ **유제품**

플레인 요구르트 25 / 버터 30 / 마가린 31 / 분말 치즈 33

◎ **과일**

자몽 31 / 오렌지 31 / 레몬 34 / 키위 35 / 사과 36 / 복숭아 41 / 포도 50 / 바나나 55

◎ **설탕·과자**

메이플시럽 73 / 정백당 109 / 그래뉴당 110 / 흑설탕 99 / 쇼트케이크 82 / 초콜릿 91

출처: 《저 GI지수로 먹는 만큼 날씬해지는 체질 다이어트》 주부의벗사, 2009

맛있는 검정콩 조림

(재료)

검정콩 200g(가볍게 물에 헹궈 둔다)

조림 국물: 물 1,200ml / 첨채당 130g / 혼미림 30~50ml / 양조간장 40ml / 천일염 8g / 중조 1g

(만드는 법)

① 조림 국물 조미료를 전부 섞어 끓인다.

② 불을 끄고, 콩을 넣어 하룻밤 둔다.

　* 뜨거운 조림 국물로 불리는 것이 포인트(물로 불리지 말 것).

③ 불순물을 제거하고 뚜껑을 덮고 약한 불로 졸인다.

　조림 국물이 부족하면 뜨거운 물을 더한다(찬물은 안 됨).

④ 콩이 말랑말랑해질 때까지 조림 국물을 바짝 졸인다. 콩의 익힘 정도는 취향에 맞춘다. (나는 손가락으로 집었을 때 쑥 들어갈 정도까지 졸인다.)

⑤ 하룻밤(7~8시간)을 두고 맛을 들인다.

　* 조림 국물은 버리지 않고 마신다. 대두이소플라본 등, 콩의 영양을 고스란히 섭취할 수 있다.

건강보조식품은
필요 없다

병원과 결별하고 혼자서 식이요법을 시작했던 초기 무렵, 불안한 마음에 건강보조식품에 손을 댄 적이 있다.

암에 좋다는 지인의 추천에 수상쩍은 버섯을 먹기도 하고, 건강에 좋다는 값비싼 물을 마시기도 했다. 상처 입은 DNA를 수복시켜준다는 핵산 정제를 비롯하여 칼슘, 프로폴리스, 락토페린, 블루베리 등 20여 종의 건강보조식품을 먹어봤다.

효과는 고사하고, 정말 암에 특효라고 소문이 자자

한 미네랄 원액을 복용했을 때는 몸 상태가 말이 아니었다.

더 이상 의사가 주는 약 따위는 필요 없다고 큰 소리 쳐놓고, 건강보조식품에 의존하려는 것은 말도 안 된다는 창피한 생각도 치밀어 얼른 건강보조식품을 끊었다.

어떻게든 말기암에서 벗어나고 싶어 초조해했던 것도 부정하지는 않지만, 비싼 돈을 지불하고 얻은 교훈은 인공의 물질로 몸은 절대 좋아지지 않는다는 것이다.

내 몸은 내가 먹는 음식으로 이루어져 있음을 몸소 깨달았다. '음식食'이라는 한자는 사람人에게 좋은良 것이라고 쓴다.

몸을 위하는 좋은 음식을 성실하게 꾸준히 섭취해 가는 것이 결국 최고의 건강법이 아닐까 생각한다.

내가 깨달은 암을 이기는 주요한 10가지 식사법

1　주식은 현미가 최고다.
2　수돗물은 염소와 트리할로메탄을 가능한 한 제거하고 사용한다.
3　채소류는 '가리비 껍데기'의 힘을 빌려 세정한다.
4　생선과 고기는 조리 전에 소금으로 문질러 불순물을 제거한다.
5　식품은 가능한 한 양성으로 바꾸어 조리한다.
6　우유, 유제품은 섭취하지 않는다.
7　식물성 유산균을 섭취한다.
8　식품의 품목 수에 연연하지 않는다.
9　칼로리를 신경 쓰지 않는 대신 GI지수를 중시한다.
10　건강보조식품은 필요 없다.

암세포는 저체온, 저산소, 고당질을 좋아한다.

5장

암을 계속 억누르고 있는 내가 매일 하고 있는 것

몸을 차게 하지 않는다

암세포가 좋아하는 체온과 환경은 저체온, 저산소, 고당질 세 가지다.

생활습관이 엉망이고 이들 중 한 가지라도 해당 사항이 있다면 암세포는 상상하는 대로다. 매일 약 5,000개씩 생겨난다는 암세포가 암이 될 가능성은 높아질 테고, 이미 암이 된 경우라면 암세포는 신이 나서 증식할 것이다.

말기암이라면 특히 엄격하게 이러한 요소들을 방지해야만 한다.

그 기본은 몸이 차가워지지 않게 하는 것으로 저체온에 대한 대처가 무엇보다 중요하다.

아침에 일어나면 백탕(아무 것도 넣지 않고 끓인 물)을 마신다

저체온은 사람의 면역력, 산소, 호르몬의 작용을 저하시킨다.

사람의 체온이 1℃ 내려가면 기초대사는 약 12% 낮아지고 면역력은 약 30% 낮아진다고 한다. 그와 동시에 산소의 작용이 50% 저하하여 소화 능력과 에너지 산출력이 현저히 떨어짐을 알 수 있다.

그런 상황에서는 당연히 다양하게 병이 생길 수 있으니 주의를 해야 한다. 그렇게 되지 않도록 내가 실천하고 있는 방법은, 아침에 일어나면 먼저 백탕을 마시는 것이다. 왜냐하면 자는 동안 체온을 빼앗겨 기상 시에는 특히 체온이 내려가 있기 때문이다. 일어나면 먼저 백탕으로 체온을 따뜻하게 한 후 하루를 시작한다.

사용하는 물은 앞에서 소개했듯이 염소와 트리할로메탄을 제거한 물이다. 정수한 수돗물을 15분 이상 계속 끓인 다음 조금 식혀 머그컵으로 한 잔 마시는 것이다.

병원에 의지하지 않게 된 이래, 십여 년간 매일 아침 하루도 거른 적이 없는 일과다.

생수를 끓이면 편리하겠지만, 생수는 끓이면 미네랄 성분 같은 영양 성분이 모두 사라진 그냥 물이 된다. 생수는 상온으로 마시도록 한다.

몸을 차갑게 하는 식품을 피한다

원칙적으로 나는 냉장고에서 바로 꺼낸 음료나 음식은 삼가고 있다. 어떤 것이든 몸에 넣을 때는 체온보다 높게 한 후 섭취한다.

식재료를 선택할 때는 몸을 따뜻하게 하는 식품을 선택하고 차게 하는 식품은 피한다.

몸을 따뜻하게 하는 식품으로는 추운 지역에서 채

취한 것, 겨울에 채취한 것, 색이 짙은 것, 맛이 진한 것, 땅속에서 채취한 것 등이다.

그래서 무, 당근, 우엉 등의 근채류, 추울 때가 제철인 배추, 쑥갓, 파, 브로콜리 등을 조리법을 궁리해가며 열심히 섭취한다. 물론 GI지수가 높은 것은 수치를 낮출 궁리를 해가면서 먹는다.

반대로 몸을 차게 하는 식품으로는 더운 지방에서 채취한 것, 여름이 제철인 것, 예를 들면 옥수수, 상추, 풋콩 등이다.

열대 지방에서 채취된 파인애플과 바나나 등도 몸을 차게 하는 식품이므로 피하고 있다.

복장에도 신경을 쓴다

손발을 드러내고 있으면 몸의 냉증으로 이어진다. 가능한 한 높게 체온을 유지하기 위해 나는 일 년 내내 복장에 신경을 쓰고 있다.

여름에도 반소매와 반바지를 피하고 긴소매와 긴

바지를 착용한다. 에어컨은 사용하지 않고 견디기 어려울 때는 선풍기를 사용한다. 잘 때는 선풍기를 한 시간만 타이머로 맞춰 놓고, 물론 파자마도 긴소매에 긴바지다.

겨울철 방한으로는 목을 따뜻하게 하는데 유의하고 있다. 반드시 터틀넥의 옷을 입는다. 코트를 입고 외출할 때는 목에 다시 머플러를 두른다. 잘 때도 파자마를 입고 목둘레에 감촉이 좋은 따뜻한 소재로 만든 머플러를 두르고, 다시 양 발목에 '발목 워머'를 두르고 손에는 손가락만 나오는 장갑을 끼고 나서 이불에 들어간다. 자는 동안에는 발도, 손도, 발가락도 해방되는 게 좋기 때문에 양말은 신지 않는다(물론 잠자리에 들기 직전까지는 신고 있지만). 그러고 나서 이불 속에 탕파(뜨거운 물을 넣어서 그 열기로 몸을 따뜻하게 하는 기구)를 넣고 탕파 위에 두 다리의 장만시를 올려 띠뜻하게 한다.

이렇게 한 후, 암에 걸린 후 낮았던 체온이 줄곧 36℃

대 후반에서 37℃대 전반으로 높게 유지되고 있다. 암세포는 35℃대의 저체온 상태가 되면 갑자기 활발하게 활동한다고 한다. 어떻게든 계속 체온이 높게 유지되도록 해야 한다.

직접 만든 생강탕을 섭취한다

몸을 따뜻하게 하는 효과가 있는 생강탕을 가끔 직접 만들어 마신다.

생강탕에는 몸을 속부터 따뜻하게 해주는 말린 생강을 사용한다. 생강을 잘 씻어 껍질째 저며 여름에는 4~5일, 겨울에는 7~10일 정도 볕에 말리기만 하면 된다. 파삭파삭해지면 완성으로 생물의 10분의 1정도 중량이 된다. 요리에도 사용할 수 있으니 듬뿍 만들어 건조제를 넣은 밀폐 용기에 보관한다.

말린 생강은 1~2g을 머그컵에 넣고 200~250ml의 끓인 물을 넣어 취향대로 메이플시럽 등을 더해 너무 뜨겁지 않게 마신다. 하루 한 잔이 적당하다.

생강에 함유된 진저론이라는 성분이 혈행 촉진 작용을 하므로, 적극적으로 섭취하면 생강만이 가진 이 영양 성분을 체내로 보내줄 수 있다. 마시고 얼마 안 있으면 몸이 서서히 따뜻해진다.

음료 이외에도 간 생강을 두부찌개에 첨가하거나 얇게 저민 생강이나 채 썬 생강을 찜이나 볶음 등에 활용해도 좋다.

몸을 항상 약알카리성으로 유지한다

사람의 몸은 약알칼리성으로 유지될 때가 가장 건강한 상태다.

몸이 알칼리성이 되면 대부분의 병원균이 죽는다. 병원균은 산성에서만 살기 때문이다. 한편, 난폭한 식생활 등으로 균형이 무너져 몸이 산성으로 기울수록 병에 걸릴 확률은 높아진다.

나는 커피를 좋아해서 매일 한 잔씩 블랙으로 마시는 게 낙인데, 사실 커피는 중성~약알칼리성이다. 여기에 각설탕을 하나라도 떨어뜨리면 그 순간 산성식품으로 급변하니(설탕을 비롯하여 단 것은 모두 산성) 되도록 블랙으로 마시자. 이렇게만 해도 산성으로 치우칠 걱정을 덜 수 있다.

구연산수를 마신다

몸을 약알칼리성으로 유지하려면 매실 장아찌를 섭취하거나 조미료인 식초를 사용하는 방법도 효과적이지만, 더 효과를 높이기 위해 나는 매일 구연산수를 마신다.

구연산은 마트나 약국에서 쉽게 구할 수 있다. 1kg에 600~700엔 정도로 저렴하다. 이것을 물 500ml가 든 페트병에 작은 한술 정도의 비율로 섞어 잘 녹여 마신다.

식전이나 식후 언제든 상관없다. 특별히 효과적인 시간대는 없으니 언제 마셔도 괜찮다. 나는 집에서 텔레비전을 보며 마시기도 하고, 외출할 때는 구연산수가 든 병을 휴대하고 다니며 마시기도 한다. 하루 섭취량은 1.5L 정도로, 한 번에 많이 마시지 않고 여러 차례에 걸쳐 수시로 마시는 것이 중요하다.

비타민C와 마찬가지로, 과하게 섭취 하더라도 모두 소변으로 배출되니 크게 염려할 필요는 없다.

나는 몸을 알칼리성으로 돌리기 위해 구연산을 섭취하지만, 구연산은 몸속에서 다른 중요한 작용도 하는 물질이다. 음식물로 에너지를 생성하는 '구연산 사이클'이라는 체계가 체내에 있는데, 구연산은 그 중심 매개로서 피로물질을 제거하고 칼슘을 체내에 흡수시키기 위해 바삐 움직이고 있다. 칼슘은 자연치유력과 면역력 활성화에 매우 중요한 영양소다.

구연산이 원기의 원천이 되고 있는 것만은 분명하다.

중조수를 마신다

나는 구연산과 더불어 몸의 알칼리성 유지에 도움을 주는 중조수도 마시고 있다. 세심한 부분까지 충분히 주의하는 것이 좋다고 생각해서다.

중조도 구연산과 마찬가지로 마트나 약국에서 구할 수 있다. 단, 중조는 청소용으로도 판매되고 있으니 식용으로 구입해야 한다.

'식용' 중조는 1kg에 1,000엔 정도로 저렴하게 살 수 있다.

중조는 구연산과 달리 하루 허용량이 정해져 있다. 성인은 하루 5g까지, 찬물 한 컵(200ml)이나 미온수에 작은 숟가락으로 반 정도(2.5g)의 중조를 넣은 것을 하루 두 번, 식전 공복에 마신다.

구연산수를 마실 때만큼은 아니지만 중조수를 마시면 위가 산뜻해진다. 강한 산성의 위액 속에 알칼리성 물질이 채워진 느낌이 든다.

1일 2식

'1일 3식'은 대체 누가 정한 것일까.

예를 들면, 아침 7시에 아침을 만들어 먹고, 12시에 점심을 만들어 먹고, 저녁 6시에 저녁을 만들어 먹는다. 5~6시간마다 만들거나 먹거나 한다. 조리 작업도 물론 힘들지만 음식을 소화하거나 영양을 흡수하는 몸도 상당히 힘들지 않을까.

사람은 먹는 데에도 상당한 에너지를 필요로 한다. 병에 걸리고서야 비로소 알게 된 사실이다.

일한 후에 천천히 휴식을 취할 수 있으면 다시 새로

운 활력도 솟아난다. 따라서 위도 더 쉬게 해주어야 한다.

식이요법을 오래 계속하던 중에 나의 몸이 내린 결론은 1일 2식이다. 1일 2식이 가장 좋다. 몸 상태도 좋고 체력과 기력도 균형 있게 맞물려 가는 느낌이다.

나의 식생활 스케줄은 다음과 같다.

> 9시 기상. 백탕을 마신다.
>
> 아무 것도 먹지 않는다.
>
> 낮 1시 경에 식사(이때 처음으로 고형물을 섭취)를 한다.
>
> 밤 8시 경에 두 번째 식사를 한다.
>
> 밤 8시 이후는 아무 것도 먹지 않는다.
>
> 잠자리에 드는 것은 밤 12시 경이다.

일어나서 바로 식사를 하시 않는 이유는, 설령 내 눈은 깨어났더라도 몸의 세포 전부가 깨어 있을 리는 없기 때문이다. 고형물을 먹어 위에 위산을 분비시켜 활동하게 하기에는 아직 이르다. 모든 세포가 깨어나려면 3~4시간은 걸린다. 그 때를 기다리는 것이다.

이 스케줄이 정착된 후 정말 몸이 안정되었다.

생각하면 병에 걸리기 전에는 2식이니 뭐니 하는 게 전혀 통하지 않았다. 언제 어디서든 먹고 싶을 때 먹고 싶은 만큼 먹었다.

이전과 다른 점이라면 '생각을 하고' 먹는다는 것이다. 이것도 병이 준 교훈이다.

위의 60%만 채운다

사람은 섭취한 음식의 양이 합계 800g 정도일 때 포만감을 느낀다.

프랑스 요리의 풀코스 1인분도 대략 800g 정도다. 간혹 생선이나 고기 양이 너무 적다고 하는 손님들도 있지만, 그 양은 빵과 수프, 샐러드, 디저트, 마지막으로 커피까지 마셨을 때 딱 포만감이 느껴질 양이다. 고기의 양을 추가해 70g이나 80g으로 하면 마지막 코스에서는 배가 불러온다. 체중이나 개인차는 있을 수 있지만 말이다.

포만감은 사람을 행복하게 한다. 그것 자체는 부정하지 않지만 항상 포만감에 젖어 있으면 몸은 끝내 비명을 지르게 된다.

예로부터 건강을 위해서는 위의 80%만 먹으라는 말이 있지만, 나는 위의 70%, 가능하면 '위의 60%'가 이상적이라고 생각한다. 실제로도 가능하면 식사량이 위의 60%에 머물도록 유의하고 있다. 이렇게 해도 전혀 문제가 없고 오히려 몸 상태가 좋아진 것 같다.

위와 장을 쉬게 해준 만큼, 에너지는 소화 흡수뿐만 아니라 세포의 강화와 면역력, 치유력을 충실히 하는 쪽으로 분배되어서가 아닐까 싶다.

가끔 단식을 해보는 것도 좋다. 그래봤자 나의 경우는 하루 정도지만, 단 하루뿐이라도 몸이 비워져 정화되는 느낌이다. 예전에 마크로비오틱을 실천한 후, 체내가 정화되면서 미각이 선명해졌던 그 감각에 가깝다. 모든 것은 리셋을 해야 다음 에너지를 낳는다.

나는 식사 후에는 반드시 오른쪽 옆구리를 아래로

하여 잠시 눕는다. 오른쪽 옆구리는 간을 의식해서다. 간이 가장 아래에 오도록 하고 머리와 발을 약간 높여서 눕는다. 즉 완만한 V자 모양이 되는 것이다. 이렇게 하면 간의 작용에 큰 효과가 있다. 간은 해독을 비롯하여 글리코겐의 합성·저장과 담즙 생성, 혈당 분비 등의 중요한 임무를 담당하고 있는 내장의 핵심이다. 항상 건강하게 유지하도록 해야 한다.

1일 2식에 위의 60%를 채우고 그리고 가끔 단식, 그럼에도 나의 체중은 병원을 나왔을 당시보다 약 2kg가 늘었다.

단 것은
입에 대지 않는다

예전에 초콜릿을 입속에 넣은 채로 자기도 했던 내가 할 말은 아니지만, 한마디로 말해 단 것은 암의 먹이다.

암은 고당질의 체내 환경을 좋아한다. 양전자 단층 촬영PET이라는 암 검사 시스템도 포도당을 몸속에 주사하여 거기에 반응하는 암세포를 발견하는 것이다.

사람이 날마다 음식을 통해 섭취한 탄수화물은 체내에서 분해되고 생성된 당은 필요한 각 기관에 배분된다. 원래 우리의 몸은 그 당만으로도 충분히 유지될 수 있다.

웬만해선 외부에서 초콜릿이나 사탕으로 섭취하는 여분의 당은 필요하지 않다. 거듭 말하지만 설탕은 수많은 식품 중에서 최강의 독이다.

초콜릿, 케이크, 화과자 등 설탕이 들어간 식품의 달달한 매력에 빠져서는 안 된다. 나는 단 것을 생활 속에서 완전히 끊었다. 암환자니까 당연하다.

지금 건강한 사람도 언제 어느 순간 암세포에 공격당할지 모르니 충분히 주의하도록 한다.

피곤하니까 초콜릿이나 단 것을 먹어야 한다는 사람이 종종 있는데, 이것은 뇌가 순간적으로 마비되는 것뿐이다. 뇌의 활동 유지에는 분명 당이 필요하다. 하지만 단 것을 먹으면 혈당치가 상승하여 인슐린의 작용이 활발해진다. 혈당치가 계속 상승하면, 인슐린은 걷잡을 수 없을 만큼 생성된다. 그때 뇌는 약간 이상해지고 머리가 돌아간다고 착각하게 되는 것뿐이다.

의식적으로
심호흡에 신경 쓴다

사람은 하루에 약 3만 번이나 호흡한다고 한다.

전신의 조직과 세포를 도는 그 호흡 에너지로 우리는 생명을 유지하고 있다.

하지만 그런 중요한 일이 행해지고 있음에도 우리는 평소 자신의 호흡에 대해 거의 의식하지 않고 있다.

의식은 고사하고 무의식중에 다양한 상황에서 숨을 '멎는' 일조차 있다.

예를 들면 차를 운전할 때, 컴퓨터 작업이나 스마트폰을 만질 때, 은행의 ATM기로 돈을 인출할 때, 규격에 맞춰 선을 긋거나 반복적인 작업을 할 때 등이다. 나도 아내의 지적에 문득 깨달은 적이 있다.

"당신은 요리할 때 긴장해서 숨도 제대로 쉬지 못하는 것 같아요."라고 아내는 무심히 말했지만, 그 말은 곧 내가 제대로 된 호흡을 하고 있지 않다는 뜻이다.

그만큼 요리에 집중하고 있기 때문에 긴장한 것일 수도 있다. 하지만 종종 숨을 멎거나 얕게 호흡하는 상태는 아무리 생각해도 몸에 좋지 않다. 혈액이나 림프의 순환이 정체되어 면역력과 자연치유력도 저하시킨다.

하물며 암은 산소가 적은 환경을 매우 좋아한다.

암에서 벗어나 몸의 회복을 목표로 하기 위해서도 내 몸속에는 가능한 한 많은 산소를 넣어야만 한다.

그 수단으로 나는 평소 기회가 될 때마다 의식적으로 심호흡을 한다.

코로 공기를 깊게 들이마시고, 전신에 듬뿍 힘을 불어넣는 것을 이미지로 상상하면서 배의 깊숙한 곳까지(몸의 깊숙한 곳까지) 천천히 끌어들였다가 조용히 토해낸다.

무슨 일이 있어도 밤에는 침대에 반듯이 누워 심호흡을 5회 한 후 잠자리에 든다.

몸에 산소가 듬뿍 들어오면 암세포도 분명 약해졌을 것 같은 생각이 들어 마음이 놓인다.

암을 계속 억누르고 있는 내가 매일 하고 있는 6가지

1. 몸을 차게 하지 않는다.
2. 몸을 항상 약알칼리성으로 유지한다.
3. 1일 2식을 한다.
4. 위의 60%만 채운다.
5. 단 것은 입에 대지 않는다.
6. 의식적으로 심호흡에 신경 쓴다.

기적은 '마음'에서 일으킬 수 있다.

6장 암을 증오하지 않는 마음이 생명을 연장한다

암세포는
적이 아니다

나는 암을 증오하지 않는다. 왜냐하면 나 자신의 세포이기 때문이다.

흔히 암과 싸운다고 말하지만 자신과 싸울 필요는 없다.

누군가 나에게 "당신에게 있어 지금 암은 어떤 존재입니까?"라고 묻는다면 "한 몸이죠. 물론 저와 말입니다."라고 답할 것이다. 예쁘다고 볼을 비벼줄 것까지는 없지만 나의 부주의로 생겼으니 왠지 미안하다. 그래서 구연산수나 중조수를 마시는 등의 식이요법을 실천한다.

그들을 100% 적대시하는 것이 아니라, '조금 미안한데 너희들이 살기 어려워질지 모르지만 잠시만 거기서 잠잠히 있어주지 않을래?' 하고 마음속으로 말을 걸고 있는 느낌이랄까. '친구를 늘리고 싶겠지만 그러면 안 돼. 알겠지?' 라고 말이다.

산성식품은 되도록 섭취하지 않고 가능한 한 몸을 약알칼리성으로 유지한다. 체온의 저하를 막고, 단 것은 섭취하지 않고, 심호흡을 하는 등, 내가 실천하는 것들은 암세포가 머물기 어려운 환경을 만드는 것임에 틀림없다. 실제로 전부 없애는 것을 목표로 하고 있지만 그렇다고 증오하며 전부 죽여버리겠다는 마음은 없다.

이상한 예가 될지 모르지만, 나의 머릿속에는 몸속에 윤곽선이 그어진 채 그들과의 '공존도'가 그려져 있다.

너희들이 활약할 수 있는 곳은, 머물 수 있는 곳은

이 공간뿐이다. 이쪽으로 와도 되지만 이쪽으로 오면 죽는다. 모두 생명을 잃는다. 그래도 좋다면 와라. 어떤 의미에서, 암을 한곳에 모아 그 나름의 커뮤니티를 만들게 내버려두는 감각이다. 무리하게 쫓아내려고 하거나, 완력으로 모조리 태워버리려고 하면 전쟁이 되어버린다. 그러면 싸울 수밖에 없다. 상대도 나 자신이니 전면 전쟁이 되면 죽는 수밖에 없다. 어쩌면 말기암인 내가 14년 동안 살아 있는 것은 나의 이런 사고방식 때문일지도 모른다.

누가 이런 글귀를 가르쳐줬다.

"이보게 암세포, 한 잔 하세. 가을 술을."

암에 침범당한 작가 에쿠니 시게루 씨의 명구名句이다.

왠지 내 마음과 통하는 게 있는 것 같다.

인간의 세포는 약 60조 개, 매일 그 20%는 죽고 새롭게 다시 태어난다.

그 신진대사의 사이클은, 피부의 경우 4~5주, 동맥

은 2~3주, 위 내벽은 5일, 뼈는 6~12개월이다. 물질로서의 몸은 대부분 1년에 걸쳐 갱신되고 있다. 이 말인즉, 설령 병을 얻어도 일 년에 한 번은 고칠 기회가 있다는 의미다.

병의 근본적인 원인을 극복하고 고칠 수 있는 것은 자신뿐이다.

그러려면 '나의 병은 낫는다!' 라는 강한 마음의 움직임을 일으켜야 한다. 기적이란 게 있다면 그것을 일으킬 수 있는 것은 몸이 아닌 '마음'이라고 생각한다.

타인에게 생명을
맡기지 않는다

내가 보통의 암환자와 다른 점이라면…

- 100% 의사가 하라는 대로 하지 않는다.
- 타인에게 자신의 생명을 맡기지 않는다.
- 스스로 뭔가를 하려는 의지가 강하다.

담당의사와는 줄곧 불화가 있었다. 내가 의사의 말을 듣지 않기 때문이다.

절대 마음이 맞지 않았던 것은 아니다. 아니, 만일

의사와 환자 관계가 아니었다면 즐겁게 이야기할 수 있는 친구가 되었을지도 모른다.

의사는 좋은 조언자다. 그 방면의 프로이고 나와는 다른 각도에서 의견을 말해주기도 한다.

하지만 그 말을 들을지 말지는 다른 문제다. 나에게는 나의 생각이 있고 선택은 자유다. 그래서 몇 번이나 다퉜다.

나는 오랜 입원과 통원생활에서 확실하게 깨달은 것이 있다.

그것은 환자에게 의사는 '선생님'이라는 것이다.

말하는 대로, 시키는 대로 순종하고 환자는 움츠러들어 있을 뿐이다. 속으로는 '선생님, 이대로 괜찮을까요?', '이 약을 먹으면 나을까요?'라고 묻고 싶은데 물을 수가 없다.

사소한 병이나 상처라면 그래도 된다. 하지만 암이라면 다르다. 의사가 시키는 대로만 해서는 답이 나오지 않는다.

건방진 것 같지만, 어떤 의미에서 '나는 생명이 걸린 일이다. 진찰해달라'는 절실함을 갖고 상대해야 한다. 그렇지 않으면 소용없는 약을 먹게 되거나 필요 없는 치료를 하게 된다.

무언의 상하관계 속에서 압박에 찌그러드는 것을 필사적으로 막아가면서 들을 것은 듣고, 말할 것은 말해야 한다.

거짓 없는 진실을 아는 것. 이것이 자신의 암과 마주할 때 가장 중요하다. 모호한 채로 함께 해서는 안 된다.

14년 전, 나는 병원에서 여명 제로의 말기암 판정을 받았다. 그 예측이 틀렸다거나, 내가 이겼다는 말을 할 생각은 추호도 없다.

그보다는 애초에 '여명이란 무엇인가?' 하는 의문이 생겼다.

조사하면서 알게 되었지만, 의사가 여명의 판단 기준으로 삼는 것은 같은 단계의 환자 전원이 사망하기까지의 평균치가 아니라 '그 집단의 반수의 환자가 사망하기까지의 기간'이라고 한다. 그것을 '생존기간 중앙치'라고 한다. 즉 여명이란 앞으로 얼마 정도 살 수 있는가를 나타내는 것이 아니라 50%의 환자가 살아남았음을 의미하는 것이기도 하다.

그러니 의사에게 가망이 없다는 말을 들어도 포기하지 않기 바란다.

나와 같은 경우도 있다.

이미 닥친 일로 끙끙 앓지 말자. 자신의 생명을 스스로 지키고자 하는 결의, 그것이 무엇보다 중요하다.

마이너스 100을
마이너스 70으로

아무리 음식으로 암을 억제한다고 해도 모든 것을 완벽하게 실행하기란 어려운 법이다.

그렇지 않아도 배기가스, 자외선, 미세먼지, 다이옥신, 전자파, 청색광, 소음, 담배 연기, 식품첨가물, 농약, 세제 등, 우리의 생활 주변에는 암세포를 증식시킬 수밖에 없는 '사회독'들이 가득하다.

나는 '마이너스 100을 0으로 만드는 것이 무리라면, 하다못해 마이너스 80, 마이너스 70으로 하자'라는 심정으로 '음식'과 마주하고 있다.

단번에 해결을 목표로 하는 것이 아니라, 마이너스를 조금이라도 되돌리기 위해 노력하는 자세, 그런 자세가 병을 가진 사람에게는 증상의 악화를 멈추는 버팀목이 된다.

그리고 또 한 가지 중요한 것은 '지속'이다.

이런 일이 있었다.

암에 걸린 분들로부터 다양한 상담을 받기도 하는데, 언젠가 유방암인 여성의 상담을 받은 적이 있다. 이야기를 듣고 있자니 식생활에 문제가 있는 듯하여 현미식으로 바꿔보지 않겠냐고 권했다. 내 이야기에 납득한 그녀는 "네, 바로 해볼게요."라고 말하며 돌아갔다. 그리고 얼마 안 있어 "현미를 먹으니 뾰루지가 나서 그만뒀어요. 저한테는 안 맞는 것 같아요."라는 소식을 전해왔다.

어쩔 수 없다고 대답은 했지만 내심 복잡한 기분이었다. 뾰루지는 어쩌면 호전 반응의 징조였을지도 모른다. 몸이 독소를 밖으로 배출하려 했던 것일 수도 있다. 물론 나는 의사가 아니기 때문에 정확한 것은 모른다. 하지만 고작 1주일 정도로 시도를 멈추기는 너무 이르다. 조금만 더 지속하면 다른 결과를 초래할지도 모르는데 싶어 안타까웠다.

상대는 암이다.

단거리 달리기로는 이길 가망이 없다. 긴 안목으로 꾸준히 인내심을 갖고 기다리는 것이 암을 이기는 비결이다.

맺으며

"암환자여서 살기 위해 이것저것 해보고 있습니다."라고 말하면, 대부분 "우와!", "대단해요!" 하며 놀라워한다. 왠지 남의 일처럼 느끼는 사람들에게서 나는 안타까움을 느낀다.

이제 어느 누구도 암과 무관하지 않다는 강한 위기의식을 가져야만 한다. 동시에 세상에 만연해 있는 다양한 '사회독' 예를 들면, 식품첨가물, 농약, 화학비료 등은 가능한 한 배제해야 한다는 데에도 더 관심이 높아지기를 바란다.

암을 식이요법으로 진정시켜왔던 날들 속에서 인간도 자연의 일부임을 통감했다. 식물이 흙으로부터 영양을 받아 자라듯이, 인간의 생명을 키우는 음식은 불필요한 인공물질 따윈 함유하지 않은 가능한 한 자연의 순수한 은혜를 받은 것이어야만 한다고 생각했다.

다양한 '음식'의 힘을 나 자신의 몸으로 시험하고 확인하기 위한 장소로서 오픈했던 레스토랑은 '실험실'의 역할을 거의 다 했기에 얼마 전 문을 닫았다. 그동안 많은 분들이 와주셨다.

'기적의 요리사'로서 요리를 대접하면 "기분이 온화해진다", "행복한 맛이 난다" 같은 감상을 주셨던 것이 지금도 마음에 남아 있다. 나 역시 암이 아니었더라면 얻지 못했을 기쁘고 행복한 느낌을 받았다.

몸의 회복이나 건강 유지를 원하는 분들께 나의 경험이 도움이 된다면 좋겠다. 마지막으로 다시 한 번만 말하겠다. 자신의 생명은 의사에게 무조건 맡기는 것이 아니라, 자신의 책임 하에 자신의 손으로 붙잡는 것이다. 많은 사람에게 이 메시지가 꼭 전해지기를 바란다.

가미오 데쓰오

기적의 요리사가 알려주는
암으로 죽지 않는 식사

제1판 1쇄 발행 | 2017년 12월 15일
제1판 6쇄 발행 | 2025년 6월 13일

지은이 | 가미오 데쓰오
옮긴이 | 장은주
펴낸이 | 하영춘
펴낸곳 | 한국경제신문 한경BP
출판본부장 | 이선정
편집주간 | 김동욱
책임편집 | 마현숙
저작권 | 백상아
홍보 | 서은실 · 이여진
마케팅 | 김규형 · 박도현
디자인 | 이승욱 · 권석중

주소 | 서울특별시 중구 청파로 463
기획출판팀 | 02-3604-590, 584
영업마케팅팀 | 02-3604-595, 583   FAX | 02-3604-599
H | http://bp.hankyung.com   E | bp@hankyung.com
F | www.facebook.com/hankyungbp
등록 | 제 2-315(1967. 5. 15)

ISBN 978-89-475-4286-9   13510

책값은 뒤표지에 있습니다.
잘못 만들어진 책은 구입처에서 바꿔드립니다.